Rezarta Stena

Postura correcta e exercícios físicos para profissionais de medicina dentária

Rezarta Stena

Postura correcta e exercícios físicos para profissionais de medicina dentária

Livro médico

ScienciaScripts

Imprint

Any brand names and product names mentioned in this book are subject to trademark, brand or patent protection and are trademarks or registered trademarks of their respective holders. The use of brand names, product names, common names, trade names, product descriptions etc. even without a particular marking in this work is in no way to be construed to mean that such names may be regarded as unrestricted in respect of trademark and brand protection legislation and could thus be used by anyone.

Cover image: www.ingimage.com

This book is a translation from the original published under ISBN 978-620-2-01642-1.

Publisher:
Sciencia Scripts
is a trademark of
Dodo Books Indian Ocean Ltd. and OmniScriptum S.R.L publishing group

120 High Road, East Finchley, London, N2 9ED, United Kingdom
Str. Armeneasca 28/1, office 1, Chisinau MD-2012, Republic of Moldova, Europe
Printed at: see last page
ISBN: 978-620-7-60850-8

Conteúdo:

Prefácio

Criei este projeto para ajudar todos os profissionais de medicina dentária. Em medicina dentária é fundamental manter uma postura correcta durante o tratamento dos pacientes para evitar desta forma lesões músculo-esqueléticas que podem ser colocadas no seu corpo. Exercícios físicos constantes servem de profilaxia para todos os profissionais de medicina dentária de todas as idades. Uma posição não forçada do corpo, mãos e braços relaxados e exercícios físicos constantes dos membros superiores e das costas são a chave para o sucesso do trabalho dos profissionais de medicina dentária.

Os exercícios físicos diários têm de voltar a fazer parte da sua rotina diária para evitar dores no pescoço, nas costas e nos ombros.

Alguns conselhos gerais devem ser:

- ✓ *O dentista deve sentar-se o mais próximo possível do doente para evitar ter de curvar demasiado as costas*

- ✓ *Os dois pés devem estar no chão*

- ✓ *Ângulo entre a parte inferior e superior das pernas de cerca de 110° ou um pouco mais, com as pernas ligeiramente abertas*

- ✓ *Altura de trabalho corretamente ajustada, com os braços inferiores ligeiramente levantados de cerca de 10° a um máximo de 25°*

- ✓ *A distância entre o campo de trabalho na boca e os olhos ou óculos situa-se normalmente entre 35 e 40 cm.*

- ✓ *O eixo longo do tronco deve ser vertical (as costas devem estar direitas!)*

- ✓ *Ambos os ombros devem estar na horizontal (não levantados)*

- ✓ *Ambos os braços devem estar em ligeiro contacto com a caixa torácica*

- ✓ *Utilizar uma cadeira ajustável com apoio lombar, torácico e para os braços*

Um lugar importante neste projeto ocupa o meu professor fisioterapeuta durante 2008-2014 e todos os profissionais de saúde em Tirana, Albânia. Um agradecimento especial à minha família e ao meu noivo pelo máximo apoio.

Obrigado a todos!

Capítulo 1. Introdução

O objetivo desta revisão é explicar a forma como diferentes procedimentos dentários podem ser realizados na boca do doente, mantendo uma postura sentada saudável. A forma como as condições para adotar esta postura têm de ser aplicadas é mostrada com a ajuda de imagens. A fim de clarificar ainda mais esta questão, são incluídos muitos exemplos de como é possível trabalhar numa postura erecta simétrica sem sobrecarregar as estruturas músculo-esqueléticas. A adoção desta postura evita a elevada percentagem de queixas músculo-esqueléticas que se sabe afectarem cerca de 65% dos dentistas e que são também a causa de uma elevada percentagem de incapacidade.

No documento "Requisitos para trabalhar de forma saudável com equipamento dentário" são especificados os princípios para a conceção de equipamento dentário adequado para trabalhar de forma saudável.

Estes princípios são derivados de:

-Norma ISO 6385 "Princípios ergonómicos na conceção de sistemas de trabalho".

-Norma ISO 11226 "Ergonomia - Avaliação de posturas de trabalho estáticas".

-Posturas de trabalho e movimentos. Instrumentos de avaliação e de engenharia.

Capítulo 2. Princípios para trabalhar numa postura estável e ativa

Os princípios básicos para trabalhar numa postura sentada estável e ativa são os seguintes

1. sentar-se numa postura relaxada, simétrica e direita, com os braços encostados ao tronco, o que minimiza a carga estática dos braços e dos ombros. Além disso, os movimentos do braço, tanto para os lados como para a frente, devem ser reduzidos ao mínimo possível, sendo os movimentos para os lados de 15-20° e para a frente de 25°. A parte superior do corpo pode ser inclinada para a frente a partir das articulações da anca até um máximo de 10-20°, mas devem ser evitadas as flexões laterais/laterais e as rotações. A cabeça pode ser inclinada para a frente até um máximo de 25°.

2. procurar uma forma dinâmica de trabalhar: fazer movimentos com o corpo durante o tratamento do paciente, tanto quanto possível, de modo a que ocorra uma carga e um relaxamento alternados nos músculos e na coluna vertebral.

3. assegurar um espartilho muscular firme através do desporto e/ou do movimento fora do horário de trabalho, garantindo assim a recuperação dos músculos sobrecarregados e aumentando a força muscular, o que, por sua vez, resulta numa melhor capacidade de manter uma postura correcta. Esta questão não será abordada no presente documento.

1. Adotar uma postura sentada estável e ativa.

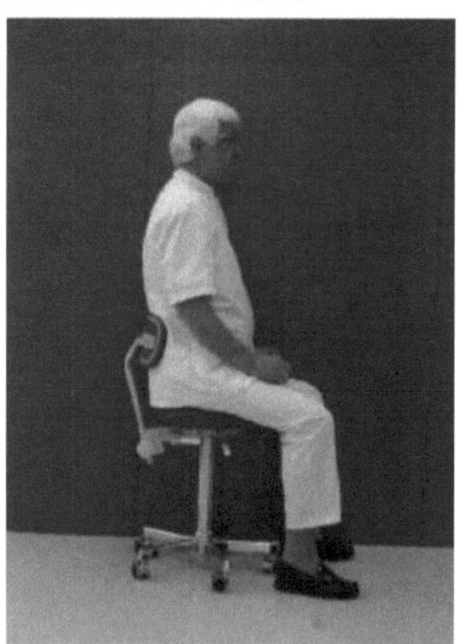

Para adotar uma postura sentada estável e ativa, a partir da qual os movimentos podem ser facilmente executados, o operador senta-se simetricamente na vertical, com o esterno ligeiramente empurrado para a frente e para cima e os músculos abdominais ligeiramente tensos. Os ombros estão acima das articulações das ancas e a linha de gravidade passa pelas vértebras lombares e pela bacia na direção do assento. Esta postura facilita uma boa respiração.

2. Condições para obter uma postura de trabalho óptima

As condições para obter uma postura de trabalho óptima e estável são as seguintes

1. manter uma postura de trabalho estável e direita.

2. colocar o campo de trabalho na boca, diretamente antes do tronco, no plano simétrico. *Este é o plano médio-sagital que divide o corpo verticalmente em duas partes iguais.*

3. olhar, tanto quanto possível, perpendicularmente para o campo de trabalho. Se tal não acontecer, os globos oculares dirigem a cabeça até esta atingir esta posição e, em seguida, a postura do corpo muda automaticamente. Desta forma, os globos oculares ficam na posição de olhar o mais perpendicularmente possível para o campo de trabalho. Isto resulta numa postura curvada desfavorável que é assimétrica sempre que o campo de trabalho se encontra fora do plano simétrico, o que acontece frequentemente.

Pode comparar a posição do campo de trabalho na boca do doente com a posição em que segura uma maçã quando a descasca ou uma agulha quando se prepara para a enfiar: segura-as diretamente à frente do tronco sem dobrar a cabeça. Além disso, a posição oblíqua em que seguramos o livro quando nos sentamos numa cadeira para ler (com o candeeiro ao lado/atrás de nós) dá-nos uma ideia de como colocar o campo de trabalho de modo a podermos olhar perpendicularmente para ele.

Ao rodar a cabeça do doente dentro dos três planos, é possível colocar o campo de trabalho no plano simétrico do operador e a superfície do dente tratado tem que ser virada para a direção de visualização. Por outras palavras: esta superfície é posicionada paralelamente à parte da frente da cabeça do dentista.

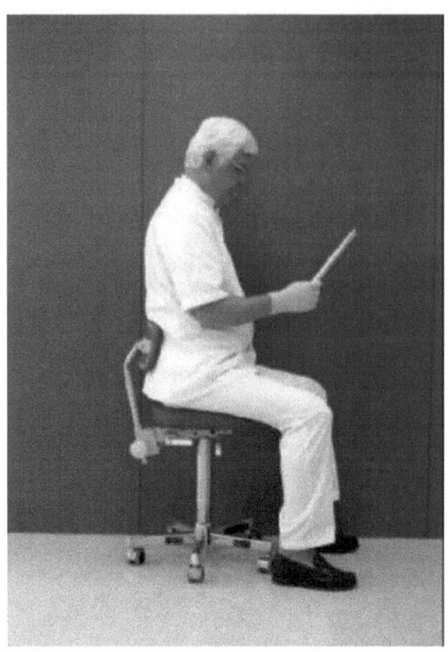

Olhar perpendicularmente para o campo de trabalho ou para o espelho é como ler um livro

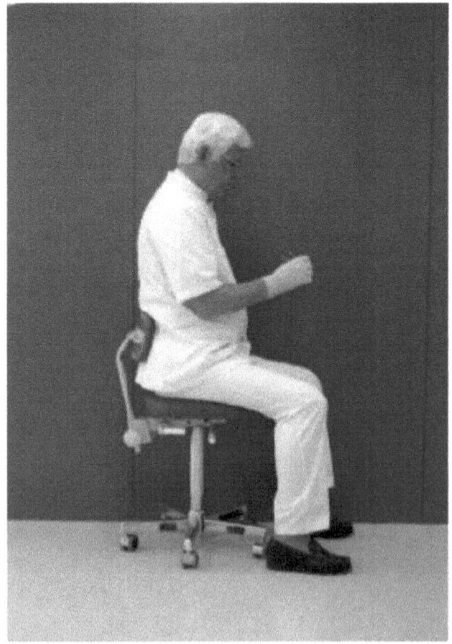

Altura do campo de trabalho: o local de manuseamento dos instrumentos na boca. Braços levantados 10-25°

3. Características de uma postura óptima e saudável

-Sentar-se o mais recuado possível no banco para obter uma postura estável, simetricamente direita.

-Braços superiores ao longo da parte superior do corpo para apoiar os braços durante o tratamento.

-Ângulo entre a parte inferior e superior das pernas de cerca de 110° ou um pouco mais, com as pernas ligeiramente abertas.

-Altura de trabalho corretamente ajustada, com os braços ligeiramente levantados de cerca de 10° a um máximo de 25°.

-Distância entre o campo de trabalho na boca e os olhos ou óculos, normalmente entre 35 e 40 cm.

-As costas devem ser apoiadas na parte superior/posterior da bacia, de modo a que, logo que os músculos se tornem demasiado fatigados para manter a posição vertical das costas, o encosto assegure a manutenção da postura vertical desejada. Este apoio tem de ser efectuado sem pressão sobre os músculos abaixo e acima deste ponto.

Porque a postura torna-se desfavoravelmente influenciada por este facto e ocorre uma redução dos movimentos.

-Os instrumentos são manuseados com a pega modificada da caneta: com os primeiros 3 dedos dobrados de forma redonda à volta do instrumento e os últimos 2 dedos apoiados numa base firme dentro ou fora da boca. Esta postura é obrigatória para uma forma de trabalho saudável.

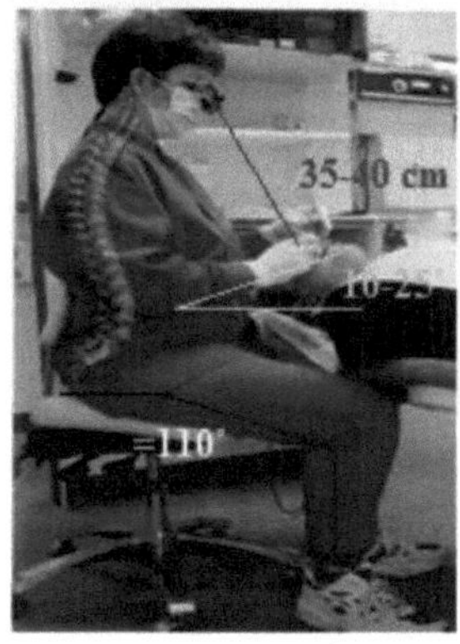

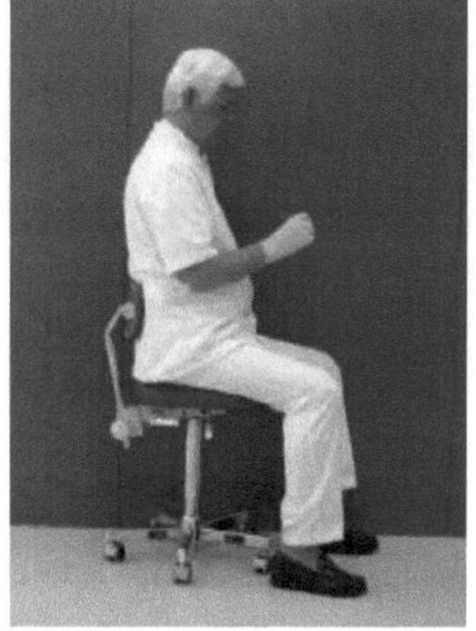

Vista lateral da postura de trabalho

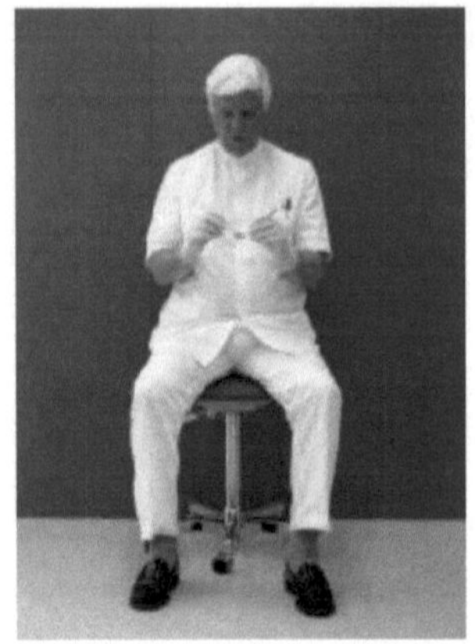 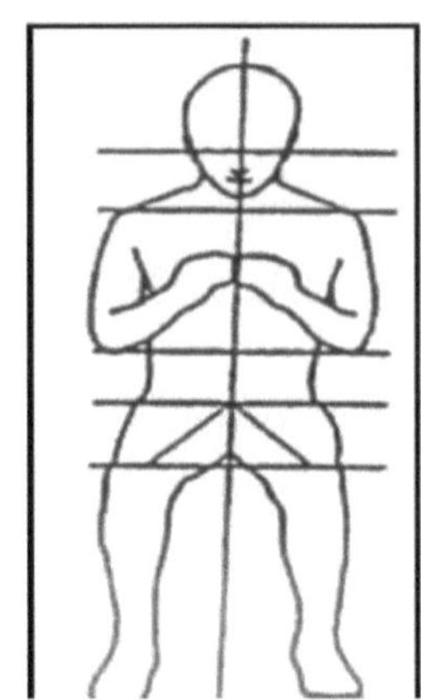

Vista frontal da postura de trabalho

Para apoiar igualmente as nádegas, posicionadas horizontalmente, e as coxas, inclinadas obliquamente para baixo, quando se está sentado com um ângulo de 110° entre a parte superior e inferior das pernas, os 20 cm posteriores do assento devem correr horizontalmente e os 20 cm anteriores para baixo com um ângulo de 20°.

4. Alternar entre sentar-se sem e com as costas

Um princípio importante é a utilização de uma forma dinâmica de sentar. Isto pode ser conseguido sentando-se alternadamente com e sem um apoio para a parte superior/posterior da pélvis através de um encosto. Comece por se sentar ativamente na vertical, com o esterno empurrado para a frente e para cima, os músculos abdominais ligeiramente tensos e a parte superior do corpo - se necessário - ligeiramente inclinada para a frente com um ângulo não superior a 10°. Desde que seja possível manter esta postura, dependendo também de ter uma musculatura bem treinada, pode trabalhar-se sem apoiar a pélvis. A vantagem desta postura é que se pode mover o corpo mais facilmente. No entanto, esta postura requer força muscular, o que leva, mais cedo ou mais tarde, a uma fadiga fisiológica normal, pela qual já não é possível manter a postura erecta. No entanto, existe uma variação considerável no tempo de manutenção. Logo que a fadiga se manifesta e, em consequência, se começa a sentar com as costas curvadas para trás - as chamadas costas em C - torna-se necessário apoiar o encosto contra a parte superior/posterior da bacia para evitar uma postura desfavorável e prejudicial. É essencial que o encosto se encoste apenas à parte inferior da curvatura das costas (lordose) e que se evite o contacto com os músculos das costas e do dorso, respetivamente acima e abaixo do apoio da pélvis na parte superior/traseira. Além disso, é importante que o encosto seja fixado tão à frente que a curvatura natural

8

(lordose) seja efetivamente mantida e não seja possível que as costas se inclinem para trás. Por último, o estofo do encosto deve ser suficientemente flexível para permitir a sua agilidade.

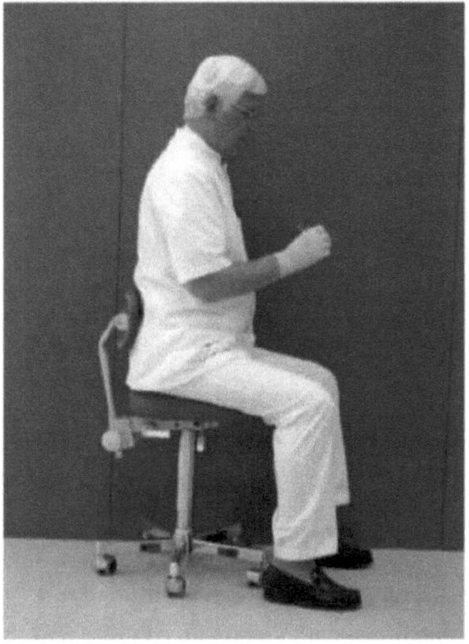

Postura sentada sem se encostar ao encosto. O movimento para a frente com as costas é feito a partir da articulação da anca. Evita-se uma curvatura para trás das costas em C, de modo a manter uma curvatura natural.

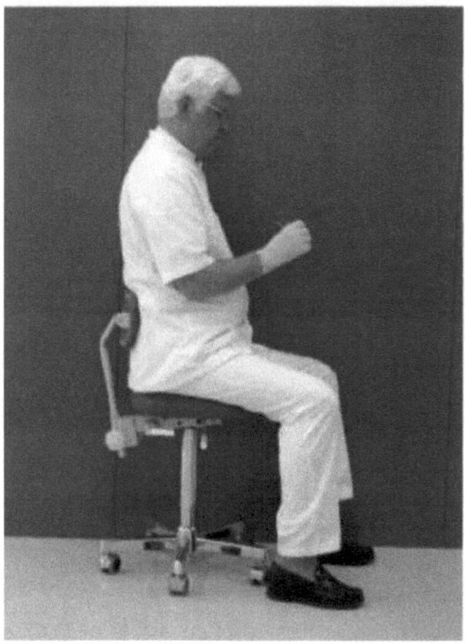

Postura sentada enquanto se encosta ao encosto. A curvatura natural das costas também é conseguida aqui.

5. Aplicação dos princípios para uma boa postura de trabalho

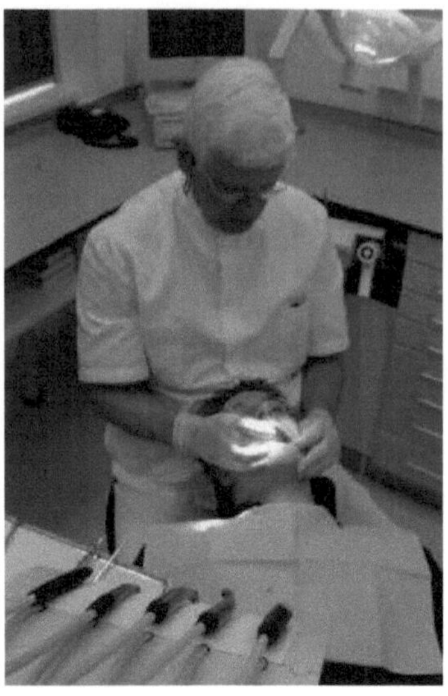

Campo de trabalho direito à frente do tronco, no plano simétrico

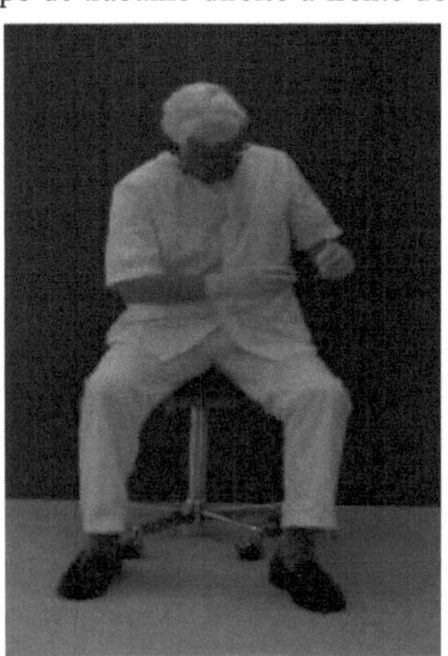

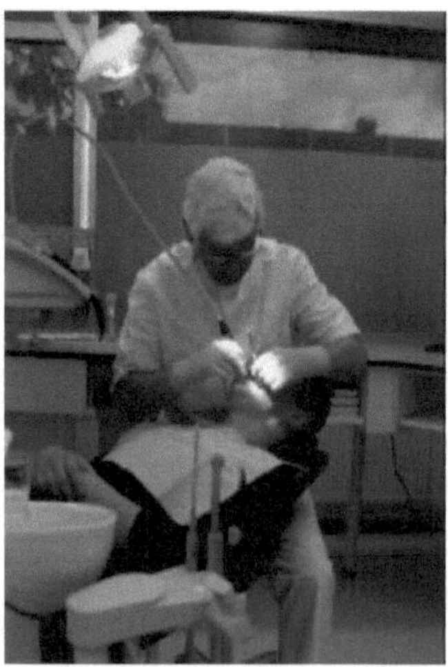

Uma postura favorável surge espontaneamente quando o campo de trabalho é colocado fora do plano de simetria

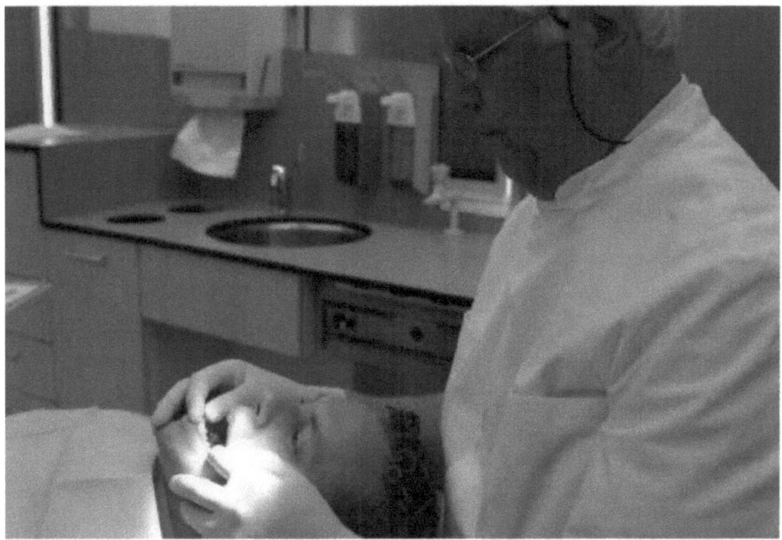

Olhar perpendicularmente, tanto quanto possível, para o campo de trabalho a partir de uma postura correcta. Caso contrário, os globos oculares orientam a postura para uma posição desfavorável, maioritariamente assimétrica, para o conseguir.

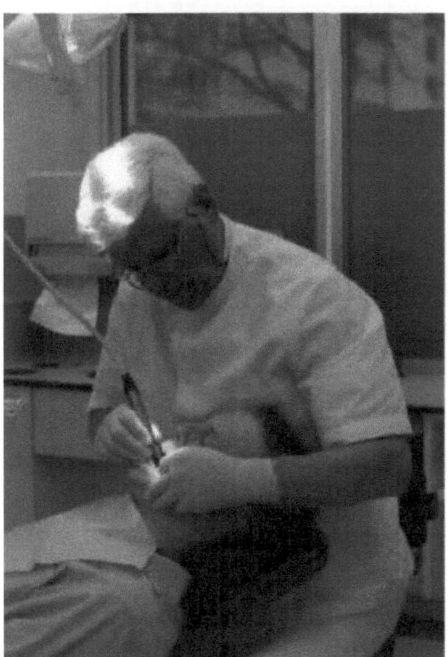

O campo de trabalho não está ajustado perpendicularmente à direção da linha de visão, pelo que o operador adopta automaticamente uma postura desfavorável

6. Posicionar o feixe de luz do candeeiro cirúrgico dentário paralelamente à direção de visualização

O objetivo é posicionar o feixe de luz do candeeiro cirúrgico dentário paralelamente à direção de visualização, de modo a obter uma iluminação sem sombras e um bom equilíbrio entre a iluminação no campo de trabalho e na boca como um todo. Deste modo, evita-se que as sombras de fadiga das mãos, dos dentes, dos lábios e da bochecha sejam vistas no campo de trabalho e à sua volta. Para conseguir isto, o candeeiro cirúrgico dentário precisa de ter 3 eixos (ortogonais) que permitem que a lâmpada rode em todas as direcções para alcançar a posição desejada junto à cabeça do dentista e evitar colocar o retângulo de iluminação obliquamente sobre a face do doente, o que é desconfortável para ele.

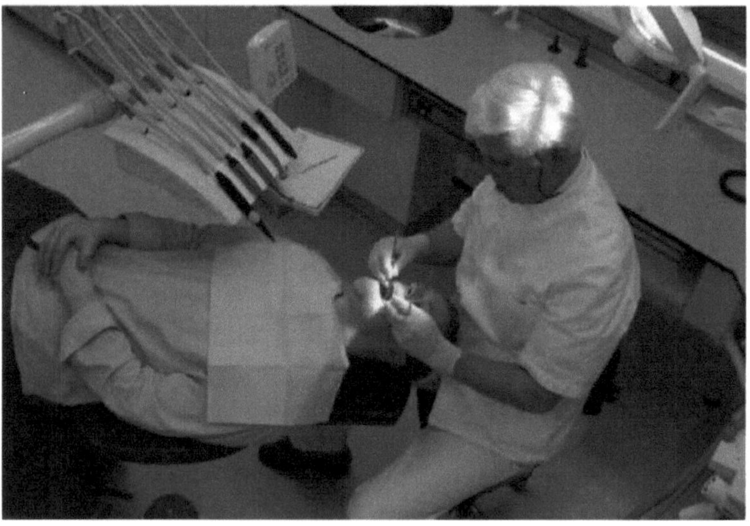

Posição da lâmpada para um dentista dextro, quando sentado atrás do doente: em princípio, à esquerda, ligeiramente acima e ao lado da cabeça do dentista (para dentistas esquerdinos, em imagem de espelho). Quando a lâmpada é colocada no lado esquerdo: formam-se sombras por baixo da mão direita e do instrumento.

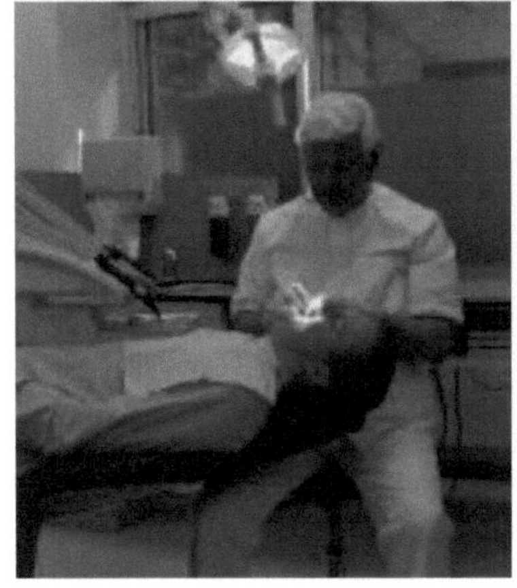 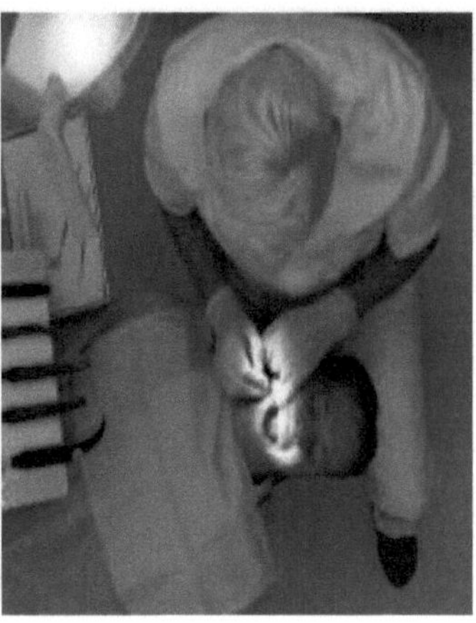

Quando sentado ao lado da cadeira do doente: principalmente do lado direito

7. Movimentos da cabeça do paciente em três direcções

A cabeça do doente tem de ser movida em três planos para se conseguir a posição correcta do campo de trabalho para:

-posicionar o campo de trabalho na boca no plano simétrico do dentista;

-olhando para ele perpendicularmente, tanto quanto possível.

Estudo dos três movimentos da cabeça.

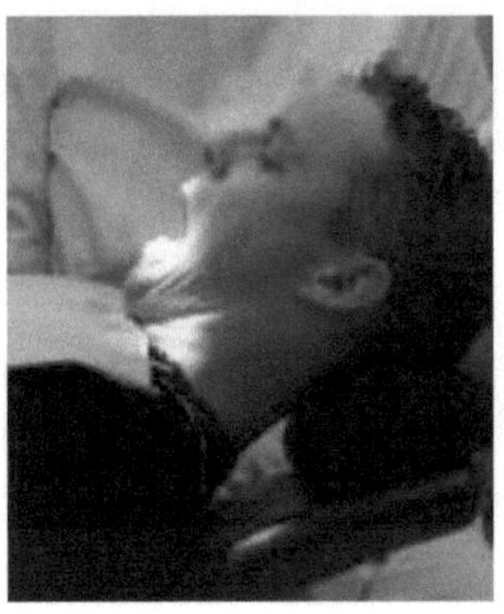 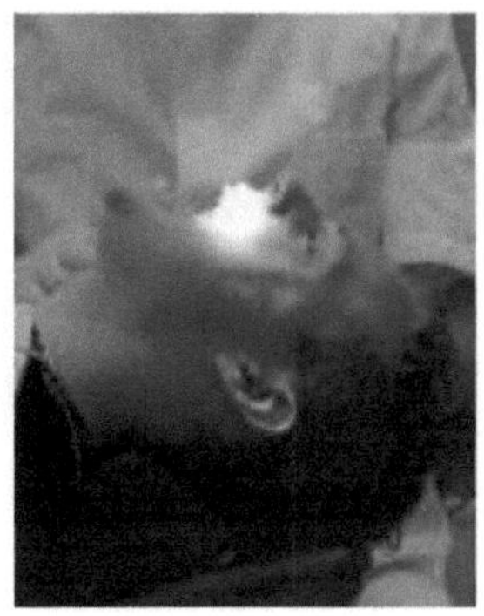

Primeiro movimento: para a frente com a superfície oclusal do maxilar inferior horizontalmente, cerca de 0° ou virando para trás com a superfície oclusal do maxilar superior 20-25° para trás

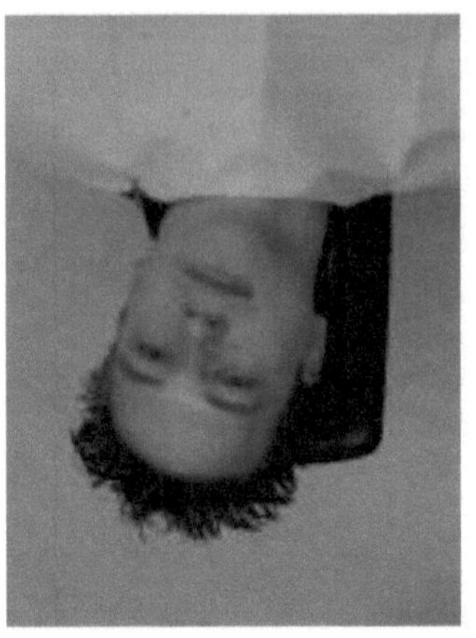 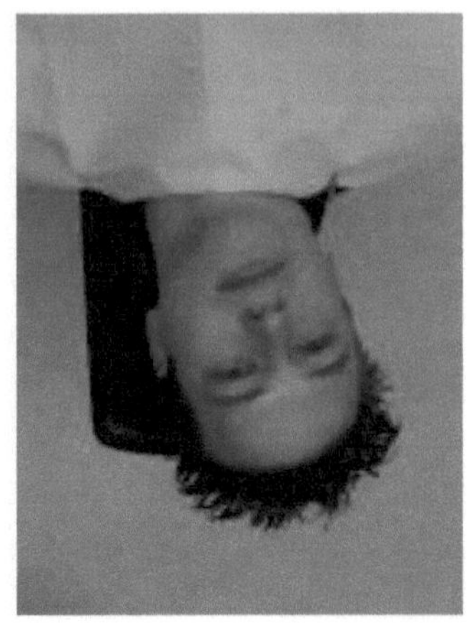

Segundo movimento: latéroflexão para a esquerda ou para a direita, cerca de 30°

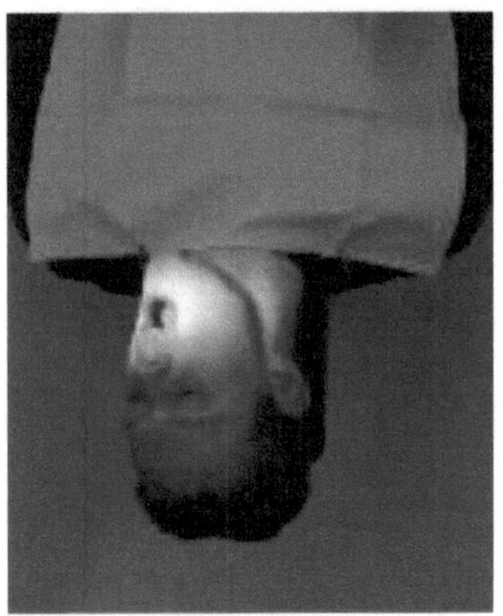 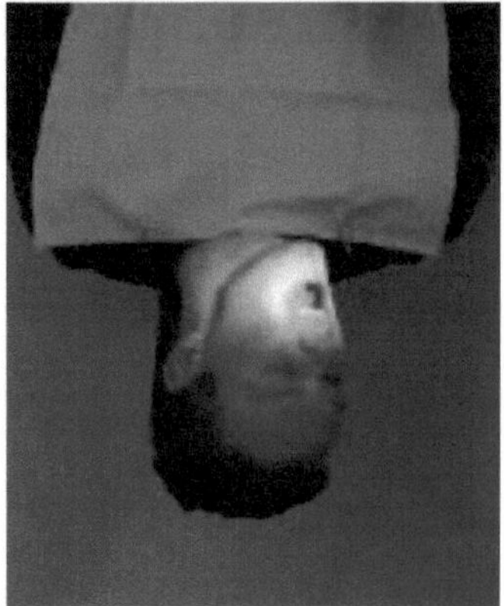

Terceiro movimento: em torno do eixo longitudinal da cabeça do doente para a esquerda ou para a direita, no máximo 45°.

É preciso ter o cuidado de dar um bom apoio por baixo do pescoço, no sítio certo. O apoio de cabeça ou a almofada desempenham um papel essencial neste contexto.

Maxilar inferior

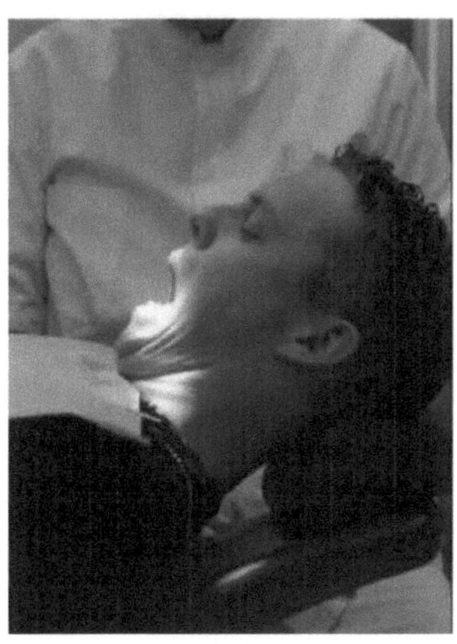

Mover a cabeça para a frente: plano oclusal do maxilar inferior aproximadamente horizontal quando o dentista está a trabalhar na posição das 9.00-10.00 horas no maxilar inferior. As costas estão posicionadas ligeiramente obliquamente, a almofada está posicionada para trás e o queixo está direcionado para o peito.

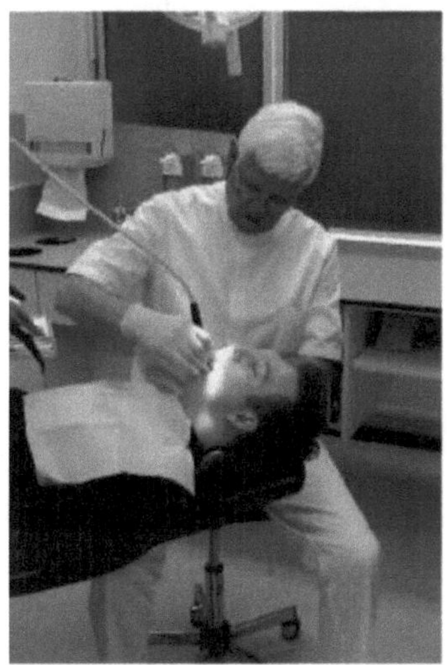

Sem colocar o plano oclusal aproximadamente na horizontal, enquanto se trabalha no maxilar inferior, o braço direito tem que ser levantado para poder posicionar a peça de mão ou o instrumento de raspagem na posição correcta. A cabeça do dentista está inclinada para o lado para ter uma boa visão.

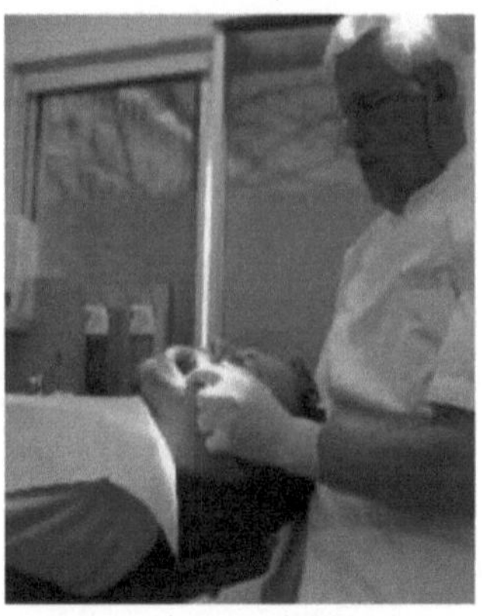

O plano oclusal do maxilar inferior está ligeiramente virado para trás em relação ao operador num ângulo de cerca de 35° para tratar os dentes inferiores na frente, com a almofada posicionada ligeiramente mais para trás enquanto o queixo está direcionado para o peito. Os eixos dos dentes inferiores estão orientados para a direção de visualização.

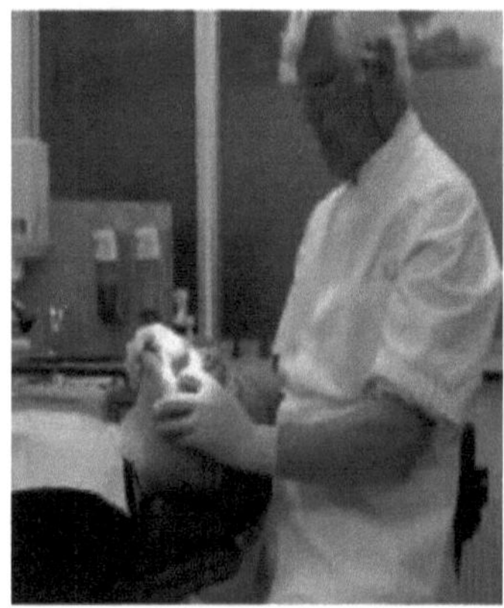

O plano oclusal do maxilar inferior é virado para trás, cerca de 40°, para tratar a região dos pré-molares.

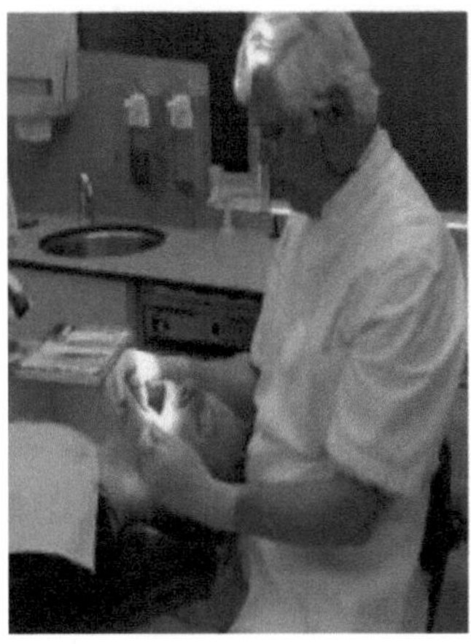

O plano oclusal é virado mais para trás, cerca de 45°, para poder observar os molares sem dobrar o tronco.

Maxilar superior

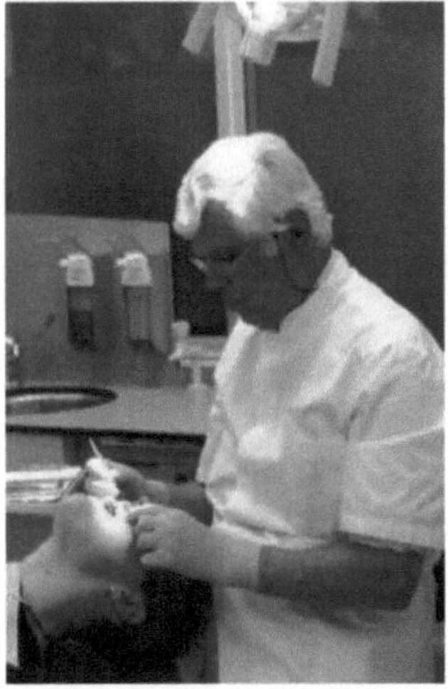

Inclinação da cabeça para trás: superfície oclusal do maxilar superior 20-25° para trás em relação ao plano vertical, para poder olhar aproximadamente perpendicularmente para os incisivos, como se estivesse a ler um livro. Os incisivos são posicionados de modo a formar um ângulo de 20-25° para cima.

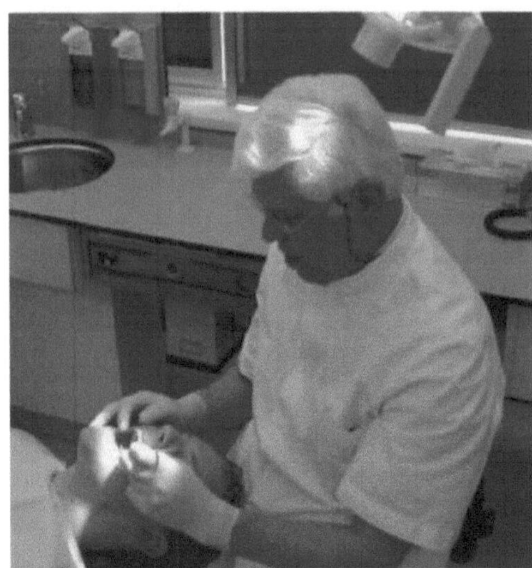

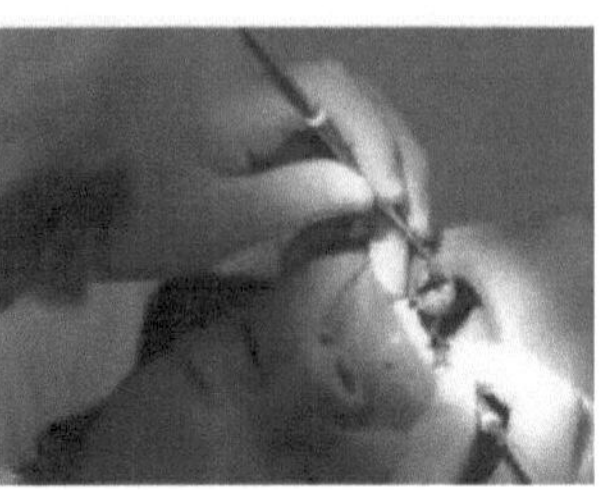

Idem para trabalhar em visão indireta com um espelho em posição oblíqua para poder olhar para ele mais ou menos perpendicularmente, como se estivesse a ler um livro; com o feixe de luz paralelo à direção de visão e, tanto quanto possível, perpendicular ao espelho.

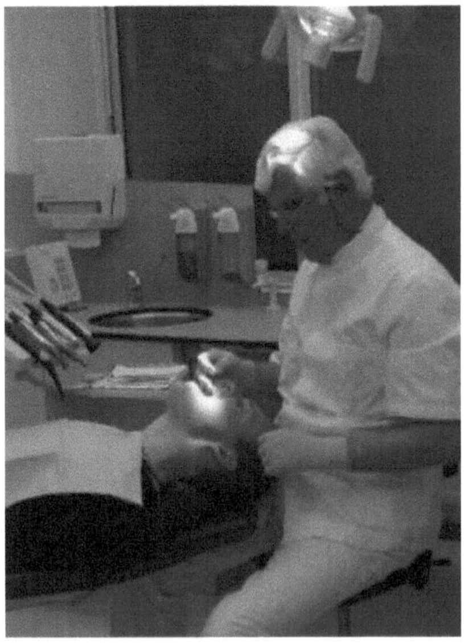

Se não for possível rodar a cabeça do doente com a superfície oclusal do maxilar superior suficientemente para trás, depois de posicionar o tronco e a cabeça do doente horizontalmente, a cabeça pode normalmente ser rodada para a posição pretendida pressionando com um dedo atrás dos incisivos superiores...

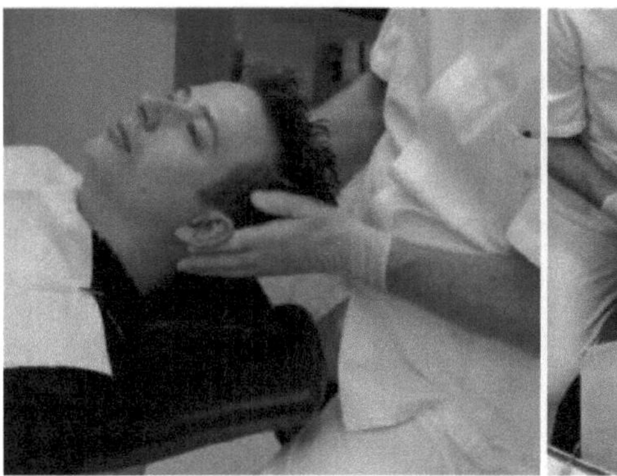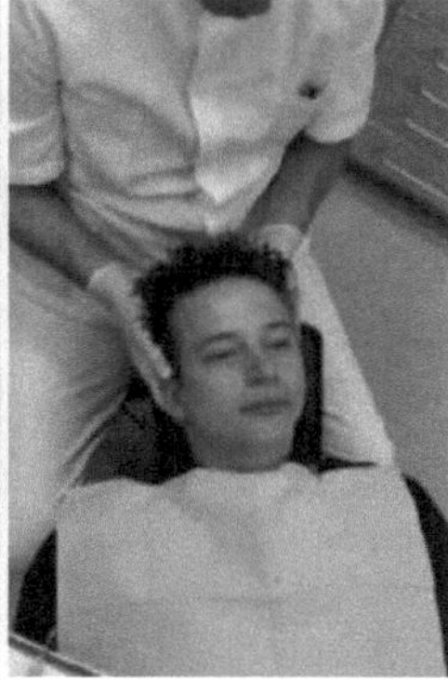

Para virar a cabeça do doente em flexão lateral cerca de 30°, obliquamente para a direita ou para a esquerda, pede-se ao doente que levante a cabeça. O dentista coloca então a almofada numa posição oblíqua, cerca de 4 cm para o lado, porque o pescoço é movido para o lado. Depois, a cabeça do doente é guiada lateralmente para a almofada, para a posição desejada. Este movimento é necessário para colocar o campo de trabalho no plano simétrico e para poder olhar para ele de forma aproximadamente perpendicular. É explicado de forma mais pormenorizada mais à frente. A lateroflexão é o movimento mais ignorado da cabeça do doente. É também frequentemente a consequência de apoios de cabeça inadequados.

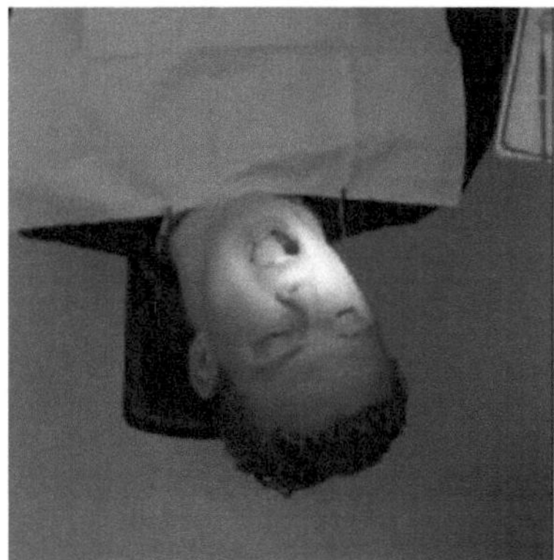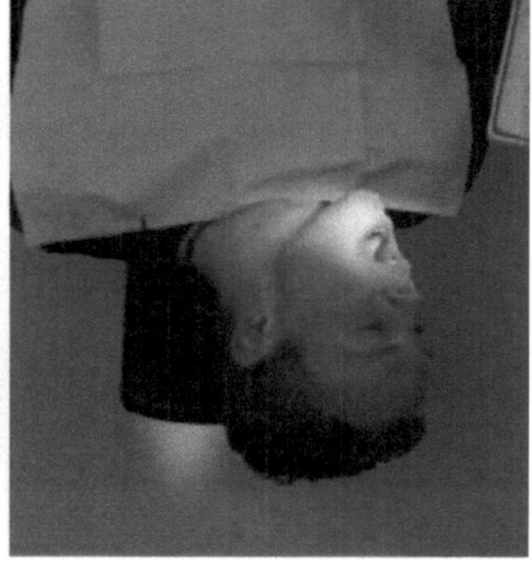

A rotação da cabeça do doente em torno do eixo longitudinal para a direita ou para a esquerda é utilizada para completar os movimentos da cabeça, de modo a obter a posição desejada ou a posição final do campo de trabalho na boca. Isto resulta numa afinação fina do posicionamento do campo de trabalho em relação à direção de visualização, quando o doente está sentado na postura correcta. Sem uma flexão lateral, isto geralmente não é possível e subsequentemente leva à flexão e rotação da parte superior do corpo e da cabeça do dentista. A flexão lateral, tanto para a direita como para a esquerda, deve ser usada tanto por dentistas destros como canhotos.

8. Posicionamento do doente quando o dentista trabalha por trás

O doente tem de ser posicionado com a cabeça e o corpo na horizontal, tanto para o tratamento do maxilar inferior como do superior, por 3 razões:

1. poder mover-se livremente das 8.30 - 12.30 horas com as pernas por baixo das costas da cadeira do doente; para dentistas esquerdinos das 3.30 - 11.30 horas. O objetivo é mover-se tanto quanto possível durante o tratamento do doente ou mudar a posição sentada para que o dentista adquira um método dinâmico de trabalho;

2. de modo a que a assistente dentária se possa sentar ao lado, mesmo em frente ao dentista, havendo espaço para se sentar com a coxa esquerda por baixo das costas da cadeira do doente;

3. Ser capaz de posicionar os dentes na boca do doente (campo de trabalho) à distância mais curta possível do dentista, especialmente importante para dentistas pequenos, e colocar a abertura da boca, tanto quanto possível, direccionada para o dentista. Desta forma, o dentista evita inclinar-se para a frente na direção da boca. Só quando não é possível obter uma boa visão dos incisivos inferiores e dos pré-molares, movendo o queixo em direção ao peito e/ou a cabeça para cima com uma almofada ou apoio para a cabeça, é que as costas da cadeira do doente são posicionadas ligeiramente obliquamente.

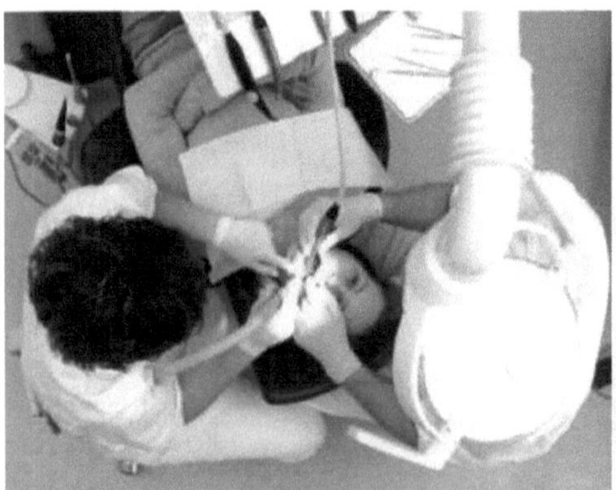
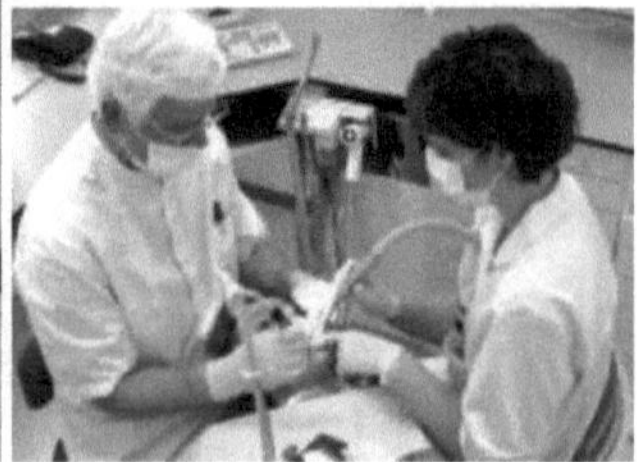

Dentista com uma postura simetricamente erecta, com os braços ao longo do tronco, o doente posicionado horizontalmente e o assistente dentário - para realizar dentisteria a quatro mãos - diretamente em frente ao dentista, sendo capaz de se sentar suficientemente com a sua coxa esquerda por baixo das costas da cadeira do doente. O dentista é capaz de se mover com as suas pernas por baixo das costas em todas as posições entre as 8.30 - 13.30 horas, enquanto o assistente dentário é capaz de o seguir.

9. Posição inicial para a maior parte do tratamento: cerca de 11 horas.

Parece que o dentista dextro se senta mais frequentemente na posição das 11.00 horas ou à volta desta. (os dentistas esquerdinos sentam-se na posição das 13.00 horas). A posição das 12 horas não é muito usada e, muitas vezes, apenas temporariamente (não mais de 10 % do tempo). A posição das 11 horas também tem a vantagem de que o assistente dentário pode sentar-se com uma postura correcta, mesmo em frente ao dentista, e pode sentar-se suficientemente perto do doente. O dentista que se senta desta forma também está mais perto dos seus instrumentos e puxa os instrumentos sobre a face do doente com menos frequência.

Quando se utiliza a posição das 11.00 horas como posição inicial, por exemplo, para exames e tratamentos orientados para a oclusão, o espaço entre as 11.00-12.00/12.30 horas pode ser utilizado para tratar superfícies de dentes orientados para a esquerda, mantendo a postura correcta, sem dobrar.

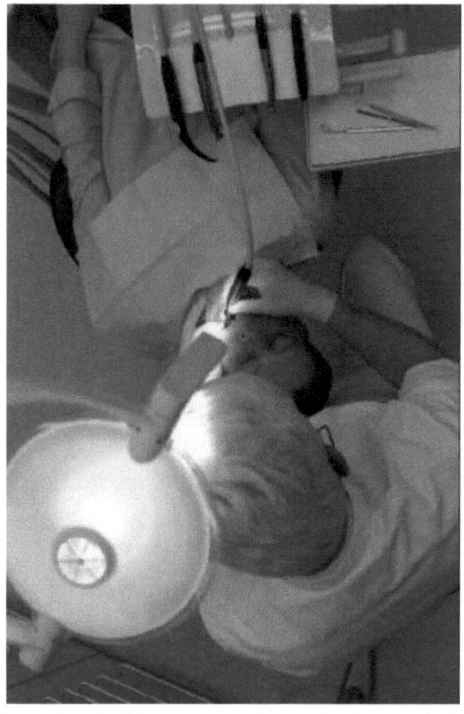

Para trabalhar na posição das 11.00 horas, a cabeça do doente é virada em flexão lateral para a direita (para dentistas esquerdinos para a esquerda) com a coroa da cabeça do doente direccionada para o plano simétrico do dentista. A almofada por baixo do pescoço é colocada obliquamente, aproximadamente 30 °, e empurrada alguns cm para o lado, na direção em que a cabeça é virada para o lado.

Quando se utiliza um apoio de cabeça em forma de concha, é possível colocar uma almofada de tempur para melhorar a limitação sentida ao virar a cabeça do doente.

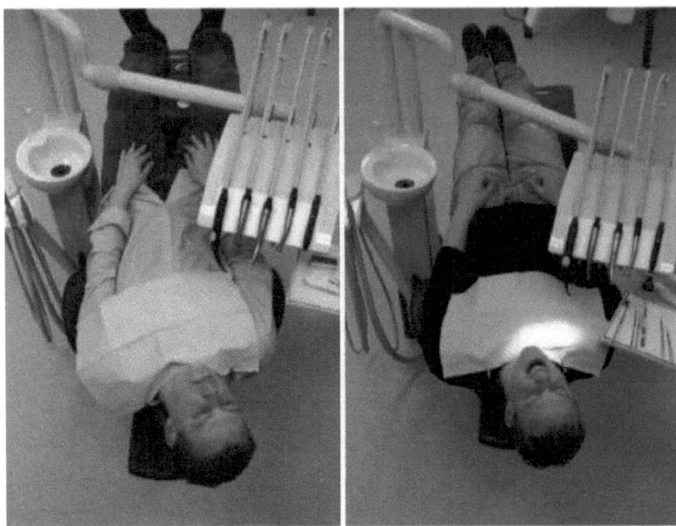

A flexão lateral da cabeça deve ser seguida de um pequeno movimento do corpo do doente na mesma direção, para tornar esta posição da cabeça mais confortável para o doente. Assegurar que o pescoço do doente tem um bom apoio suficiente. Na posição das 11 horas ou das 13 horas do corpo, imita-se a posição das 12 horas. Mas, quando apropriado, também se pode trabalhar na posição das 12 horas.

Explicação

Através da posição oblíqua da cabeça do doente para a direita (ou para a esquerda, no caso dos dentistas esquerdinos), o dentista pode trabalhar numa postura simétrica, direita, com os braços ao longo do tronco. Assim que o campo de trabalho é posicionado fora do plano simétrico do tronco, o dentista levanta os braços e inclina-se para o lado, rodando a coluna vertebral e a cabeça para uma postura desfavorável e sobrecarregada. Com a lateroflexão para a direita, a cabeça do doente também é virada numa direção melhor para o assistente dentário. A cabeça e o corpo do doente têm de ser colocados numa linha mais ou menos reta em ligação com a lateroflexão da cabeça para tornar esta posição confortável para o doente. É necessário ajustar a forma das costas e do assento da cadeira do doente para atingir este objetivo mais facilmente. Para que o doente possa deitar-se confortavelmente numa linha tão reta quanto possível nas posições das 11, 12 e 13 horas, sem ser incomodado pelo design da cadeira do doente. Também é importante porque uma posição deitada confortável para o doente é uma condição para obter um doente relaxado e uma posição correcta da cabeça do doente. O tipo de tratamento efectuado a partir da posição das 11.00 horas inclui o exame, que envolve a elaboração de um mapa dos dentes e a realização de um exame periodontal completo, a destartarização e o polimento dos dentes, preparações das superfícies oclusais no maxilar inferior e superior, tratamentos endodônticos e preparações bucais no lado esquerdo.

10. Aplicações

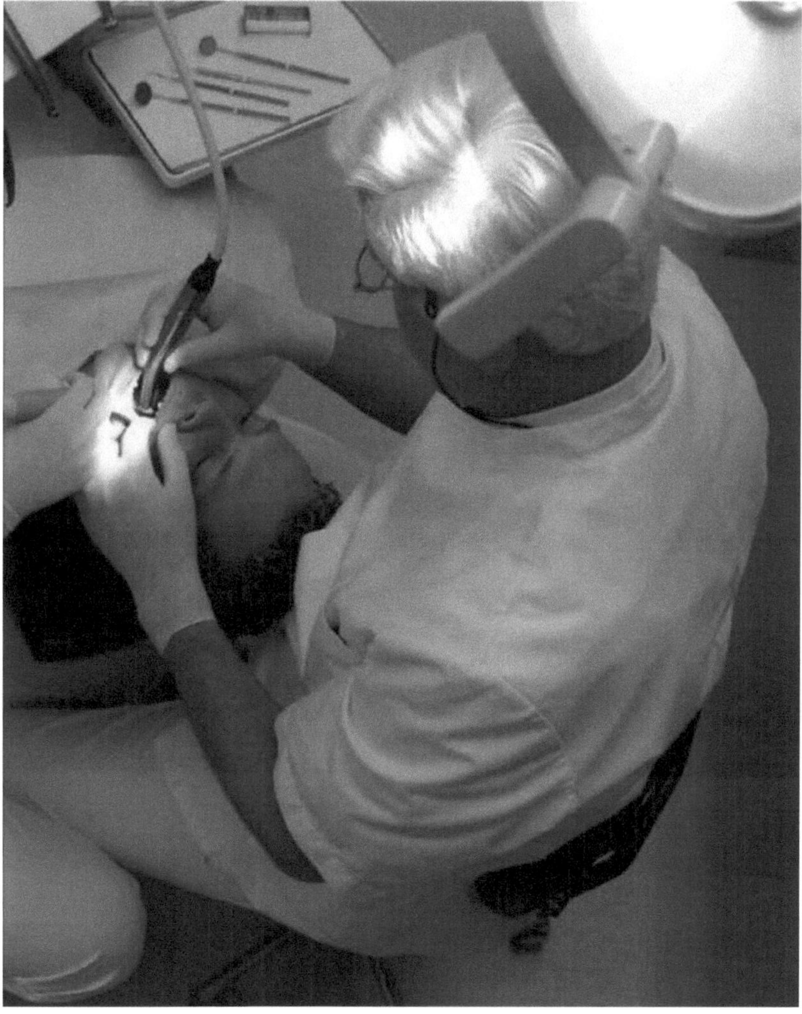

Aplicação maxilar inferior, esquerda, preparação da coroa 36:

-Superfície oclusal do maxilar inferior 45 ° obliquamente para trás;

-lateroflexão para a direita;

-virar a cabeça do doente em torno do eixo longo para a direita, de modo a poder obter uma visão geral suficiente do 36 e do ambiente circundante;

-O feixe de luz é aproximadamente paralelo à direção de visualização.

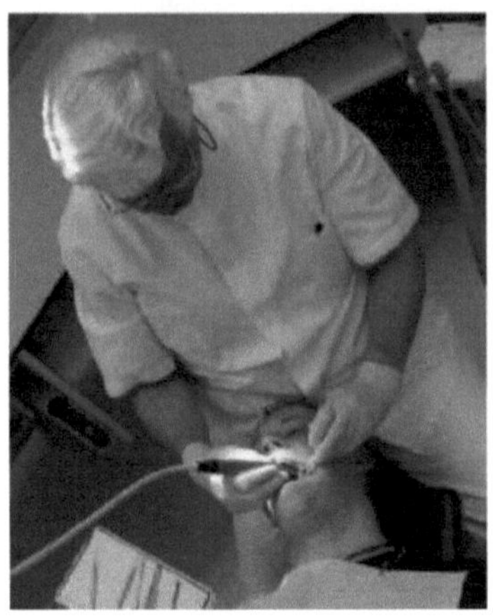

Aplicação maxilar superior, esquerda, preparação 26 MO, com visão indireta:

-Superfície oclusal do maxilar superior 20-25° para trás;

-lateroflexão para a direita;

-rodar a cabeça do doente em torno do eixo longo para a direita, a fim de obter uma posição correcta do campo de trabalho (afinação fina);

-O feixe de luz é aproximadamente paralelo à direção de visualização.

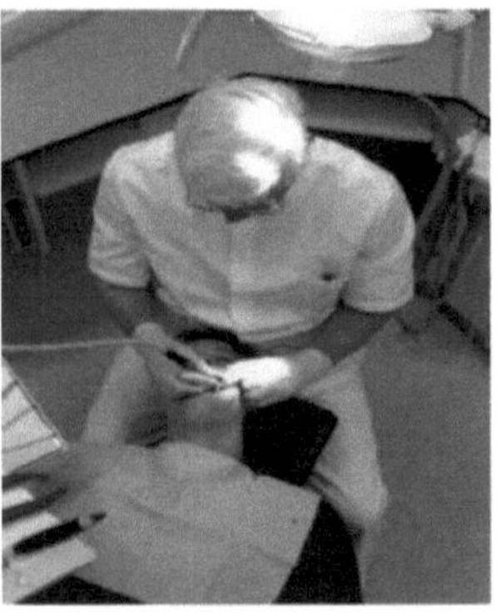

Aplicação maxilar superior, esquerda, preparação 26 MO, com visão indireta:

-Superfície oclusal do maxilar superior 20-25° para trás;

-lateroflexão para a direita;

-rodar a cabeça do doente em torno do eixo longo para a direita, a fim de obter uma posição correcta do campo de trabalho (afinação fina);

-O feixe de luz é aproximadamente paralelo à direção de visualização.

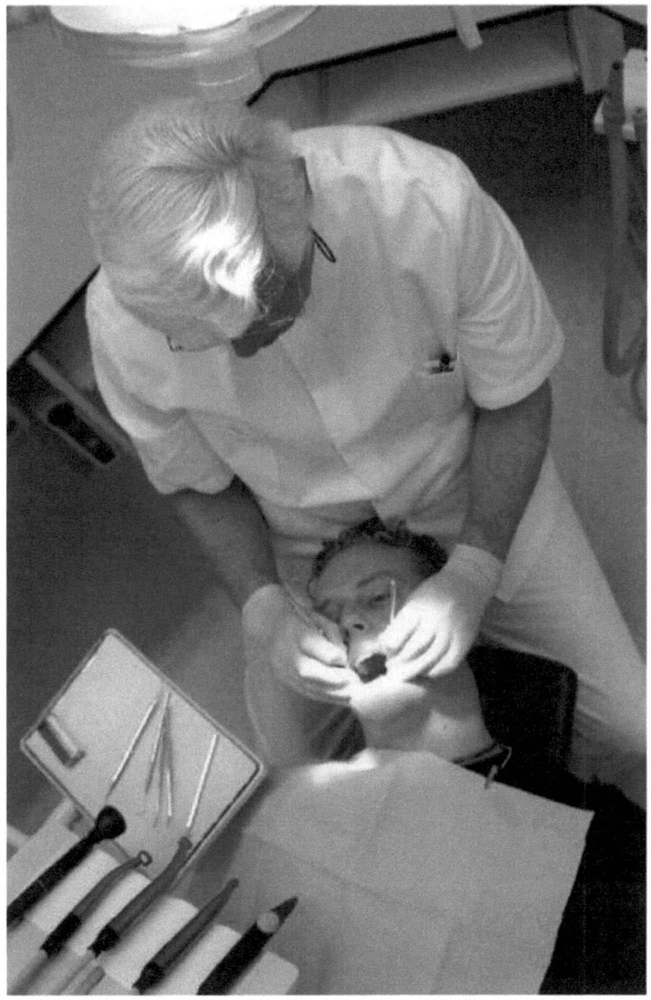

Aplicação no maxilar inferior, lingual à direita, raspagem e polimento dos dentes:

-Superfície oclusal do maxilar inferior cerca de 40-45° obliquamente para trás;

-lateroflexão para a direita;

-voltar a cabeça do doente em torno do eixo longo, em função da posição do dente, para obter uma posição correcta do campo de trabalho (afinação fina);

-O feixe de luz é aproximadamente paralelo à direção de visualização.

11. Sentado ao lado do doente, na posição 8.30-10.00 horas, para tratamento no maxilar inferior

Para trabalhar a partir da posição das 8.30-10.00 horas no maxilar inferior, as costas da cadeira são colocadas um pouco obliquamente e a cabeça do doente é virada para a frente com um apoio para a cabeça ou uma almofada e, por fim, o queixo é direcionado para o peito do doente, de modo a que o plano oclusal do maxilar inferior seja posicionado horizontalmente tanto quanto possível.

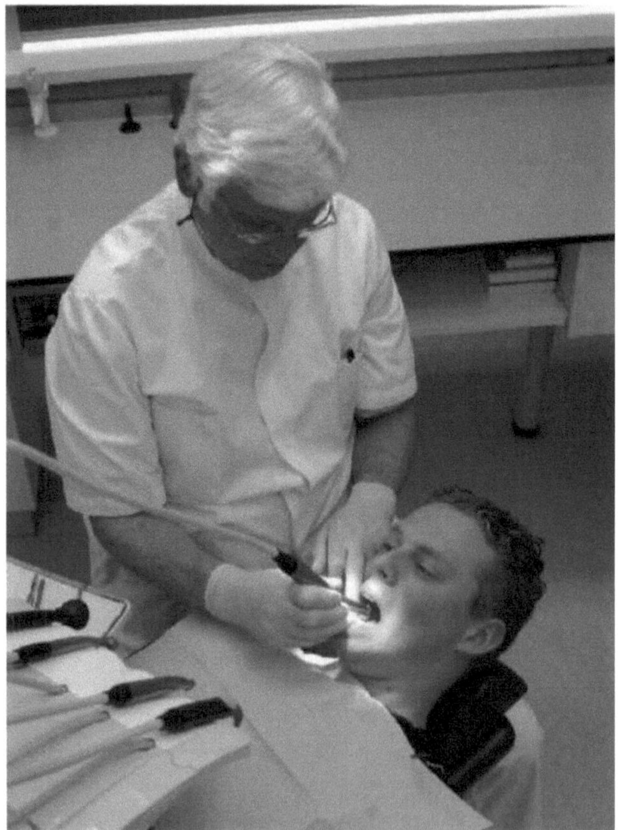

Aplicação para preparações de oclusão 46:

-Superfície oclusal do maxilar inferior aproximadamente na horizontal;

-lateroflexão para a direita;

-rodar a cabeça do doente em torno do eixo longo para a direita, a fim de obter uma posição correcta do campo de trabalho (afinação fina);

-O feixe de luz é aproximadamente paralelo à direção de visualização.

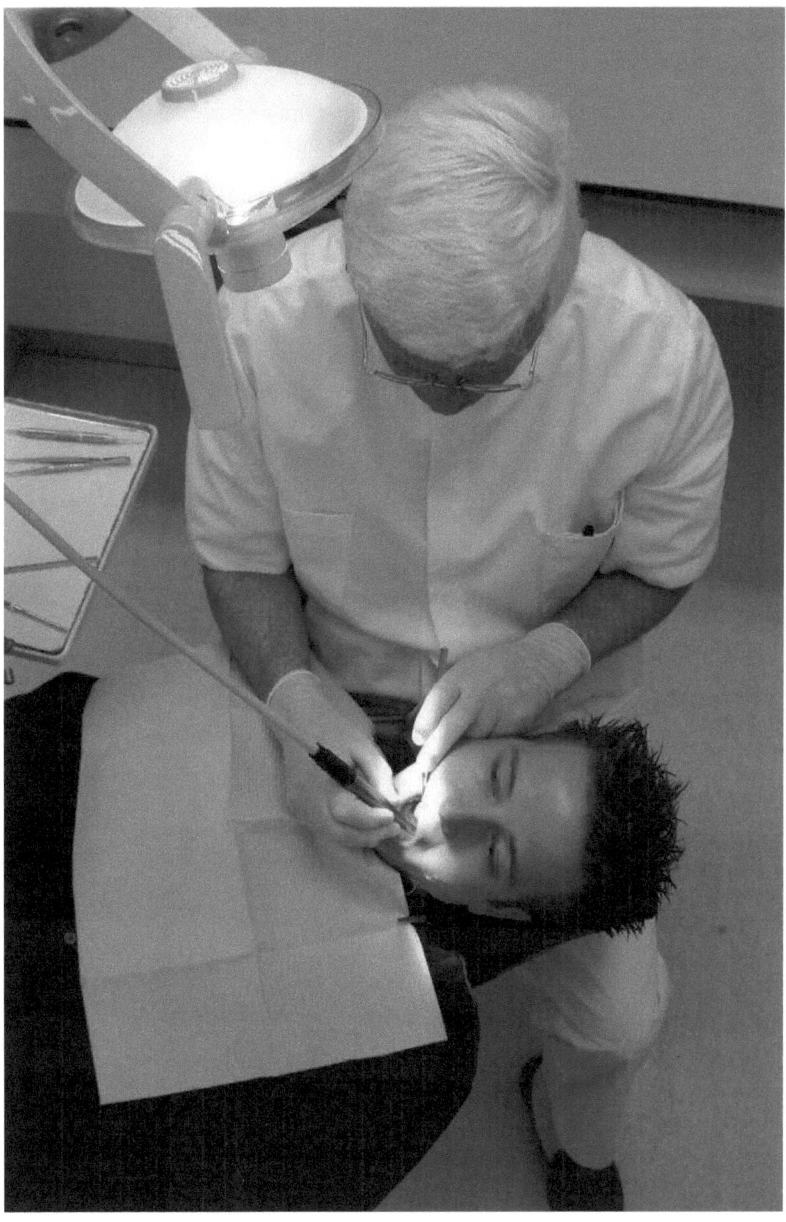

Aplicação para preparações do maxilar inferior para a direita, bucal ou para a esquerda, lingual.

Aqui a preparação da superfície lingual 36:

-Superfície oclusal do maxilar inferior aproximadamente na horizontal;

-lateroflexão para a esquerda;

-rodar a cabeça do doente em torno do eixo longo para a esquerda, a fim de obter uma posição correcta do campo de trabalho (afinação fina);

-feixe de luz aproximadamente paralelo à linha de visão.

12. Sentado ao lado do doente, na posição 8.30-10.00 horas, para tratamento no maxilar superior

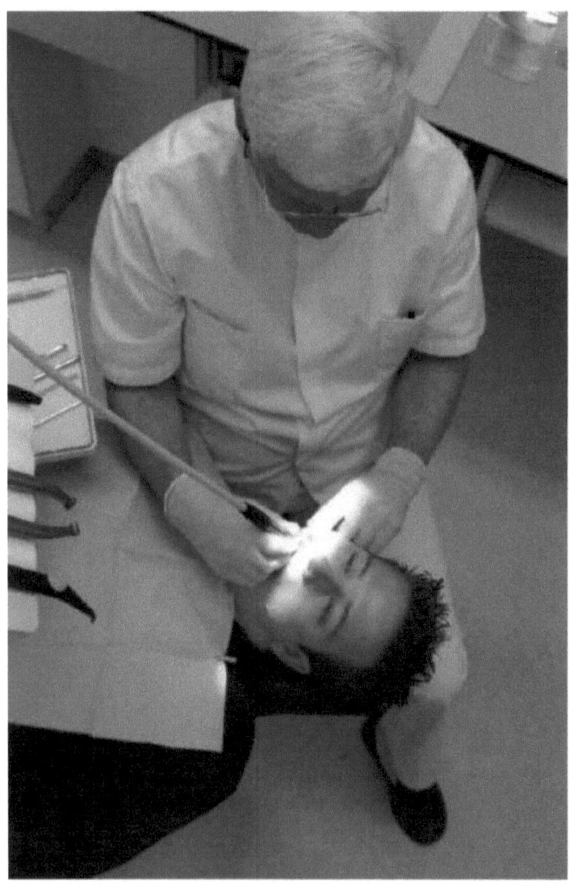

Aplicação para preparações específicas a partir da superfície bucal no maxilar superior, raspagem e polimento bucal, tratamentos endodônticos com visão direta à direita e à esquerda e outros tratamentos a partir da superfície palatina, à esquerda no maxilar superior, por exemplo, preparações de coroas, etc., desde que seja possível trabalhar numa posição vertical simétrica.

Aplicação aqui preparação da coroa, maxilar superior, vestibular 16:

-Superfície oclusal do maxilar superior 20-25 ° para trás;

-lateroflexão para a esquerda;

-rodar a cabeça do doente em torno do eixo longo para a direita, a fim de obter uma posição correcta do campo de trabalho (afinação fina);

-feixe de luz aproximadamente paralelo à direção de visualização...

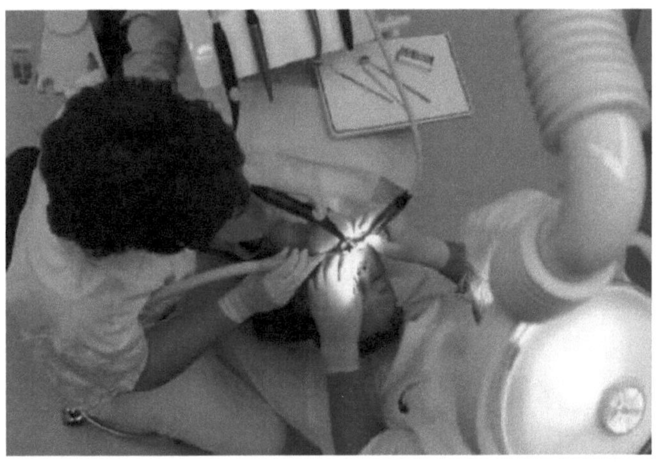

As preparações no maxilar superior, nas quais um dentista não é capaz de se sentar simetricamente direito, têm que ser realizadas com visão indireta, usando um espelho para poder trabalhar numa postura adequada; com o feixe de luz paralelo à direção de visualização. Com os instrumentos colocados dentro do campo de visão, numa posição próxima para uma forma natural de agarrar, sem levantar os braços e os ombros. Manusear os instrumentos numa pega de caneta modificada (com 4 vezes mais força em comparação com a pega de caneta normal); e odontologia a quatro mãos para evacuação de grande volume, secar o espelho com a seringa multifunções, etc.

Aplicação: preparação, lado direito, maxilar superior.

13. Combinação de uma postura de trabalho estável e ativa com um método de trabalho dinâmico

O dentista tem de cumprir duas condições para conseguir um modo de trabalho saudável:

1. **sentado simetricamente na vertical numa postura ativa e**

2. **efetuar o maior número possível de movimentos durante o tratamento do paciente**.

O dentista precisa de mudar o seu modo estático de trabalhar, alterando constantemente a sua posição sentada, evitando também dobrar a cabeça e o tronco e levantar os braços, etc. O objetivo é estar sempre sentado numa postura de trabalho correcta, fazendo movimentos e virando a cabeça do doente, como descrito como ponto de partida. Assim que tiver que mudar a posição do instrumento para realizar actividades e começar a trabalhar fora do plano simétrico, ou quando é necessária uma melhor visão, ou quando um braço é levantado, etc., o dentista deve mover-se à volta do doente para mudar a sua posição sentada, em vez de curvar o corpo e a cabeça. Isto significa que o dentista tem que aprender a mover-se/balançar à volta da cabeça do doente, tanto quanto possível, e a combinar isto com ajustes da cabeça do doente. Ao mover-se, ele provoca uma contração e relaxamento alternados dos músculos do seu corpo, o que é necessário para um funcionamento correto da sua postura. O centro das posições de trabalho que um dentista usa é por volta das 11.00 horas, mas pode trabalhar entre as 8.30 - 12.30 (ou 3.30 - 11.30) horas.

Ao tratar ou examinar superfícies na boca do doente orientado para a esquerda, o dentista vai na direção da posição das 12.00 horas, enquanto a cabeça do doente está virada para a direita.

Ao tratar ou examinar superfícies na boca do doente orientadas para a direita, move-se para a direita na direção da posição das 10 ou 9 horas, enquanto a cabeça do doente é virada para a esquerda, quando necessário com uma flexão lateral para a esquerda, como mostram as aplicações.

Numa posição intermédia, trata superfícies orientadas para a oclusão...

Lema: os movimentos substituem as flexões com a cabeça e o tronco e evitam as posturas estáticas.

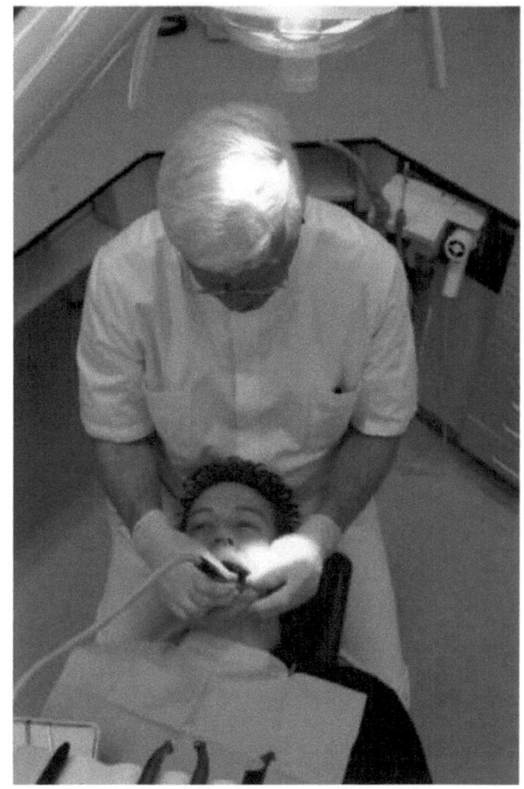

Ao tratar as superfícies da boca dirigidas para a esquerda, então:

a. o dentista move-se na direção das 12.00 horas e

b. a cabeça do doente é virada na direção oposta.

Aplicação: por exemplo, uma preparação (ou raspagem e polimento) bucal, deixada no maxilar inferior:

-Superfície oclusal do maxilar inferior 40/45° obliquamente para trás;

-lateroflexão para a direita;

-virar a cabeça do doente para a direita para obter uma posição correcta do campo de trabalho (afinação fina);

-O feixe de luz é aproximadamente paralelo à direção de visualização.

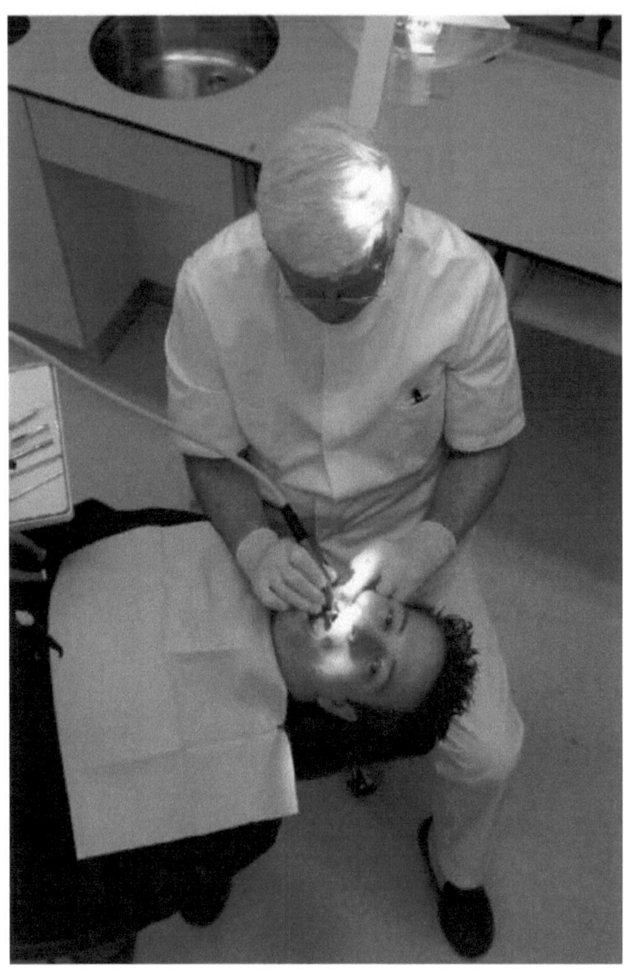

Ao tratar superfícies na boca direccionadas para a direita, então:

a. o dentista move-se na direção das 9.00 horas e

b. a cabeça do doente é rodada na direção oposta para a esquerda e, quando necessário, também rodada em flexão lateral para a esquerda.

Aplicação: por exemplo, uma preparação de coroa no maxilar superior, vestibular 16, em ligação com uma parte da preparação efectuada com visão indireta (ou destartarização e polimento, vestibular no maxilar superior à direita).

-Superfície oclusal do maxilar superior 20-25° para trás;

-lateroflexão para a esquerda;

-rodar a cabeça do doente em torno do eixo longo para a direita, de modo a obter a posição desejada;

-O feixe de luz é aproximadamente paralelo à direção de visualização.

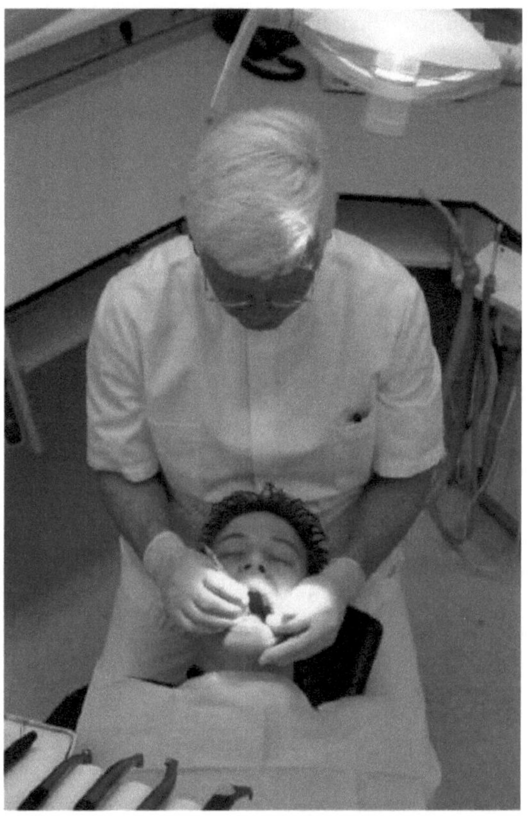

Ao realizar actividades linguais ou palatinas, é adoptada uma posição intermédia, por volta das 11 horas.

Aplicação: por exemplo, destartarização e polimento 36 lingual (ou preparação de uma coroa):

-Superfície oclusal 40-45° obliquamente para trás;

-lateroflexão para a direita;

-virar a cabeça do doente mais ou menos para a direita para uma afinação fina;

-O feixe de luz é aproximadamente paralelo à direção de visualização.

16. Exercícios físicos gerais e pilates para o profissional de medicina dentária O

que é o Pilates?

Pilates é, de facto, o nome de uma pessoa que criou o Método Pilates de exercício.

Cada exercício centra-se na força abdominal e nos alongamentos opostos correspondentes. O principal benefício é o alinhamento postural e um corpo equilibrado.

Já alguma vez viu um dentista com as costas curvadas? Ou mesmo mulheres com osteoporose? Estas posturas são o exemplo de músculos, ossos e articulações desequilibrados e fracos....

A questão fundamental é: está sentado com as costas direitas? ..... Porque não? O profissional de medicina dentária, mais do que qualquer outro, é famoso por se desleixar. Parece quase inerente ao nosso trabalho, uma vez que precisamos de nos aproximar de um doente para ver melhor ou de nos aproximar de um doente para ter melhor acesso. Mesmo a rececionista que tem de utilizar um teclado de computador encontra-se frequentemente numa posição descaída. A gravidade, por si só, causa estragos nas nossas costas e ombros. Não é de admirar que sejamos propensos a doenças de costas tão graves. Quando os músculos das costas (erectores da espinha) são mais fracos do que os músculos da frente (abdominais), a pessoa fica curvada e descaída.

Os profissionais de medicina dentária estão em flexão para a frente a maior parte do dia, os seus músculos abdominais são *relativamente* mais fortes, *em comparação* com os músculos das costas.

NO ENTANTO, ... o reto abdominal é frequentemente curto E fraco, tal como o pescoço e as ancas.

Os profissionais de medicina dentária têm de ter cuidado:

Estudos demonstraram que os profissionais de medicina dentária não têm lidado muito bem com problemas de costas, pescoço, ombros e outros problemas relacionados com a postura!

Estudo de Oberg e Oberg:

62% dos indivíduos referiram queixas no pescoço.

81% referiram queixas num ou em ambos os ombros durante os 12 meses anteriores.

As queixas relacionadas com o pescoço e os ombros revelaram uma clara predominância em relação a outras localizações.

Quando se está curvado, os pulmões e os órgãos internos estão a ser comprimidos. Neste estado, não consegue inspirar ou expirar completamente. Acima de tudo, aprenda a respirar.

A instabilidade da coluna vertebral e as dores de coluna andam de mãos dadas. O contrário também é verdade!

Quando as costas estão alinhadas, estáveis e direitas, os ligamentos da coluna vertebral, os ossos do esqueleto, os músculos do corpo e o sistema nervoso central (que emana diretamente da medula espinal) estão todos em sintonia

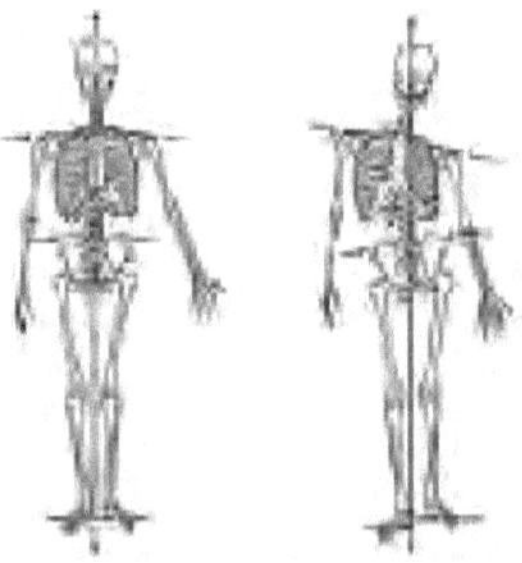

As ancas e a coluna vertebral estão em desacordo quando a bacia está inclinada para a frente ou, pior ainda, quando a bacia está inclinada para trás

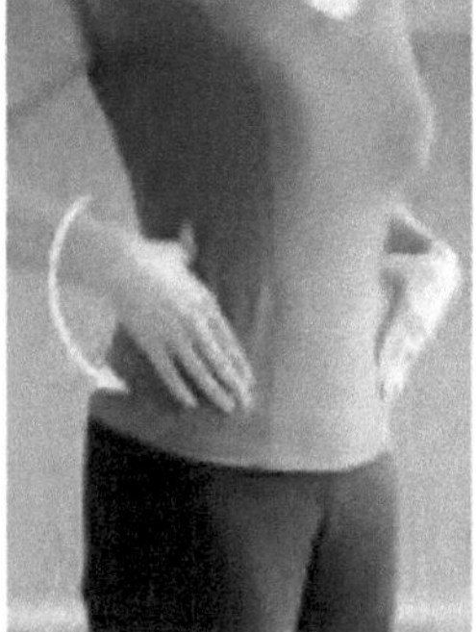

A chave para evitar esta tendência natural é treinar os músculos das costas e abdominais para que sejam fortalecidos e alongados e trabalhem em equilíbrio entre si.

- O alinhamento da sua coluna vertebral é o que o Pilates irá melhorar e aperfeiçoar.

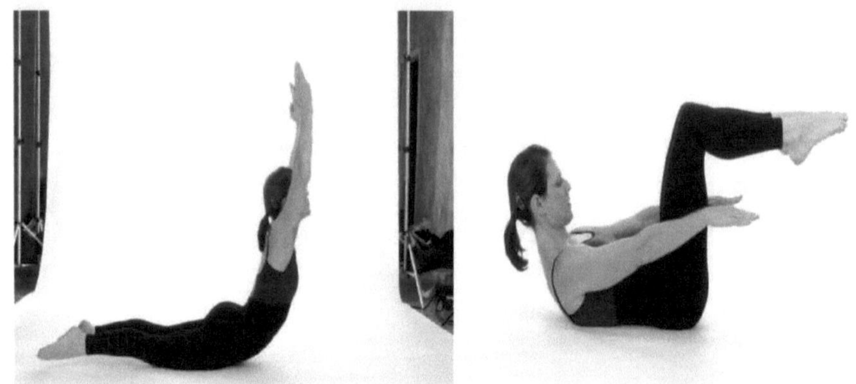

Pense nas suas ancas como uma grande saladeira cuja base é mais pequena do que a borda.

Numa cadeira, é frequente sentarmo-nos na extremidade em vez de no centro. SENTAR NO CENTRO!

Esteja atento a esta posição vital. Passar de uma posição sentada para uma posição de pé dá à cintura pélvica um descanso e, ao mesmo tempo, permite que a articulação se torne mais neutra e natural no seu alinhamento.

Os participantes foram recrutados em locais de trabalho caracterizados por um trabalho monótono.

-48 mulheres empregadas com mialgia crónica do trapézio (pescoço) foram aleatoriamente designadas para 10 semanas de:

- treino de força **específico** para o músculo afetado

- treino de fitness **geral** (utilizando uma bicicleta estacionária com os ombros relaxados)

- **sem exercício** (controlo), mas que se reuniam para palestras de promoção da saúde em geral.

Capítulo 3. Resultados:

O treino de força específico e geral teve efeitos estatisticamente significativos na dor muscular crónica do pescoço. O grupo de treino de força específica demonstrou uma diminuição acentuada **de 79%** da dor durante o período de treino E após a interrupção do treino

O treino específico da força dos músculos do pescoço e do ombro demonstrou uma elevada relevância clínica e, por conseguinte, o tratamento mais benéfico em mulheres com dores musculares crónicas no pescoço. O treino específico da força conduziu a um alívio *prolongado e* acentuado da dor muscular do pescoço (mialgia do trapézio).

UM CAMINHO PARA O TRABALHO:

<u>SIT PARA A MAXILA E STAND PARA A MANDÍBULA</u>

Sentar-se e levantar-se :

Mudar o posicionamento do operador é estranho para a maioria dos profissionais de medicina dentária, no entanto, sentar-se e levantar-se para tratar os pacientes pode aliviar as costas de forças indevidas.

Substituir os tubos enrolados no equipamento dentário!

- Qual o peso e a vibração da sua peça de mão/ultrassónica?
- Polir seletivamente
- Considerar assentos ergonómicos

- Banco de sela ou com braços

Utilizar instrumentos afiados!

- Considerar pegas de instrumentos variadas
- Como é que as luvas se ajustam?
- Lupas?!? Sim, claro!
- Monitor do computador - nível dos olhos

- Posição do teclado

OBJECTIVO: Posicionamento correto

Posição neutra sem tensão, mãos e braços relaxados e pescoço e costas neutros.

Manter os músculos esticados e fortes. Atenção à duração e à frequência!

MOVA O SEU PACIENTE - NÃO A SI PRÓPRIO!

POSICIONAMENTO NEUTRO!

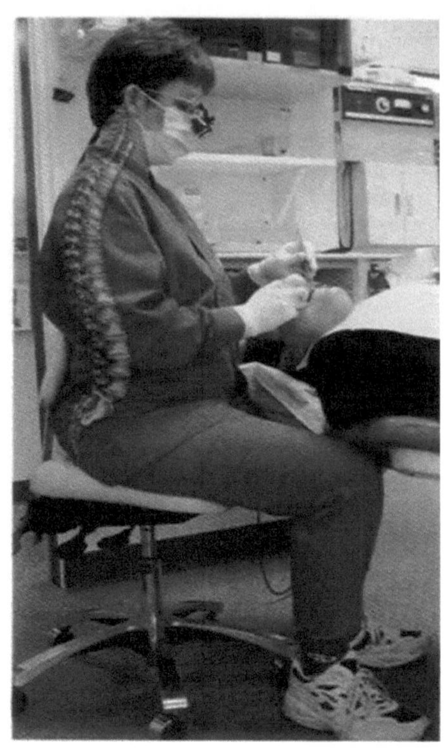

Exercícios físicos gerais

Partir uma noz!

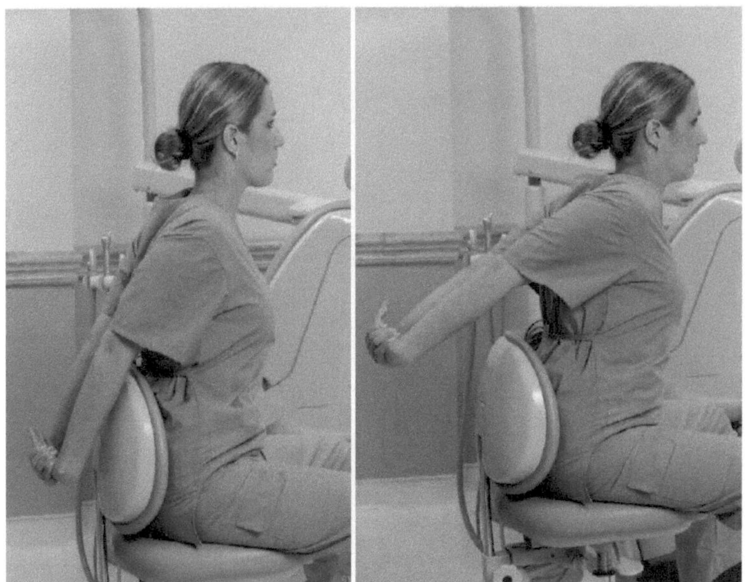

Deslizar para baixo

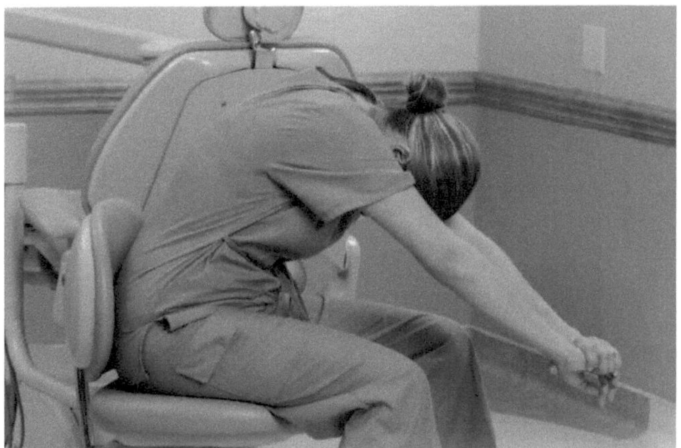

Para cima e para baixo

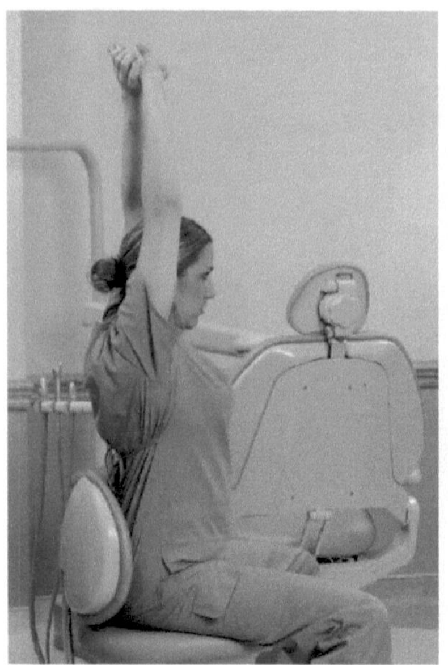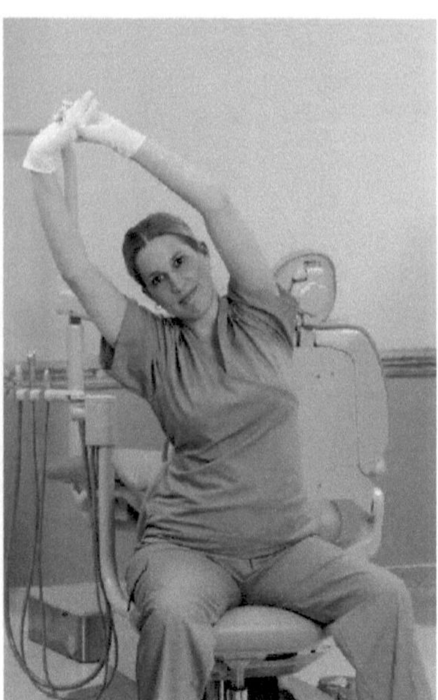

Levantar para trás

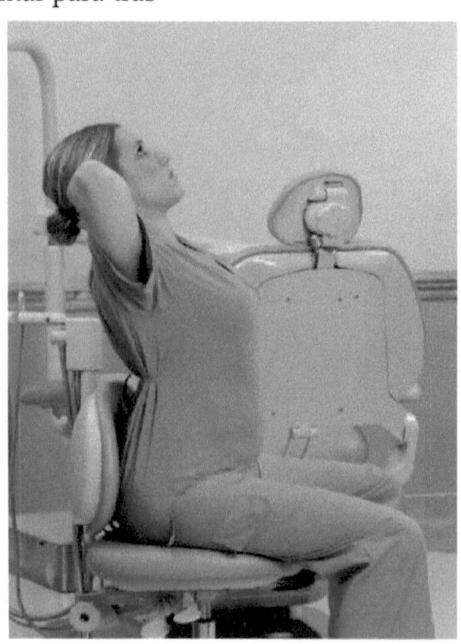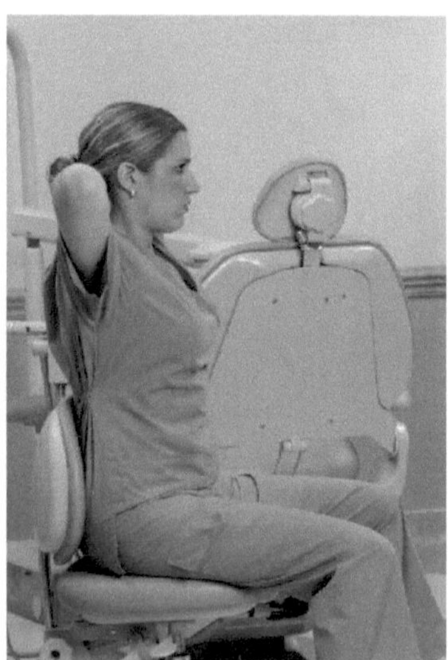

Torção da coluna vertebral

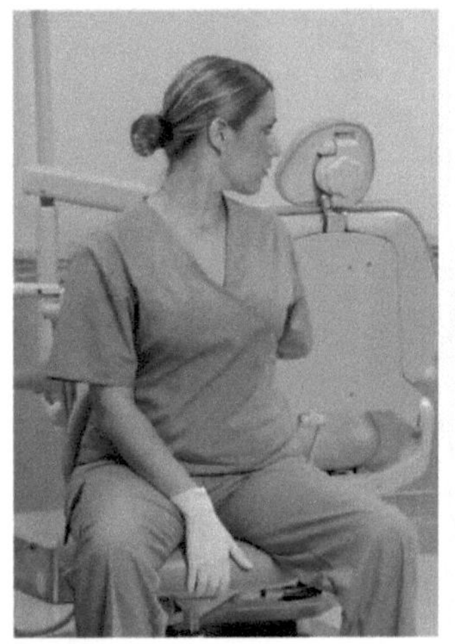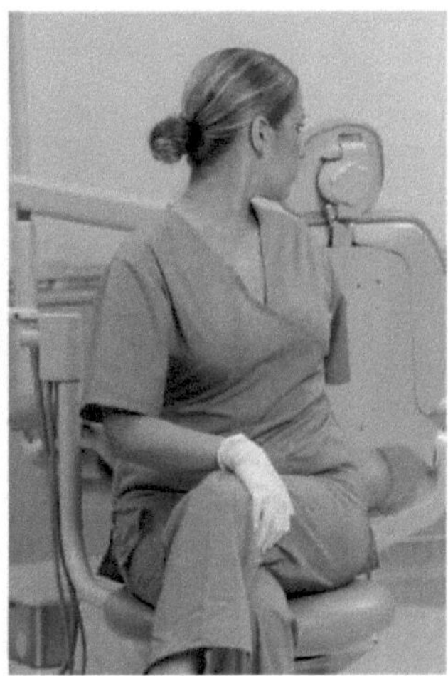

Relaxante de pulso

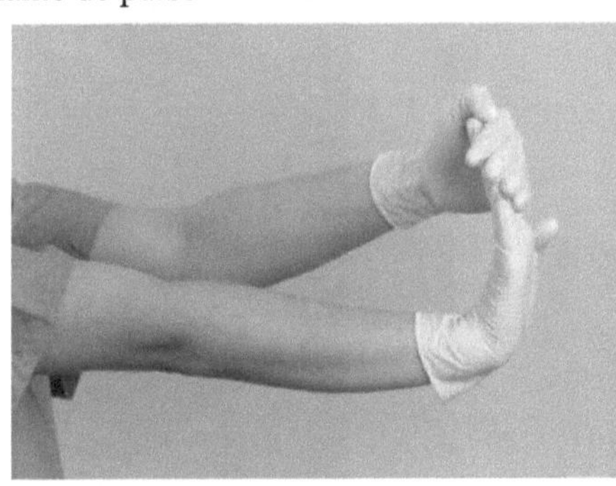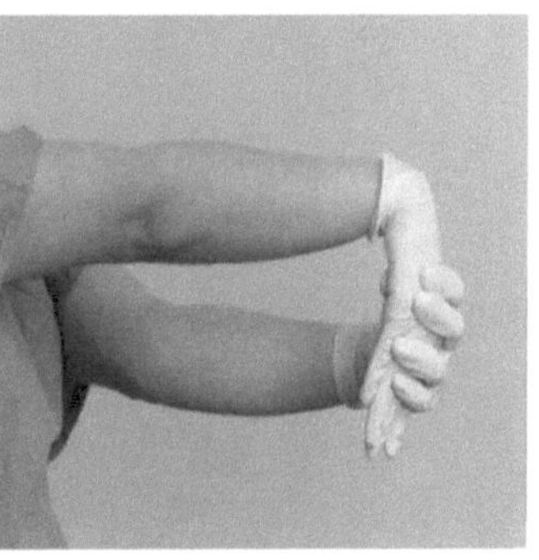

Alongamento dos dedos

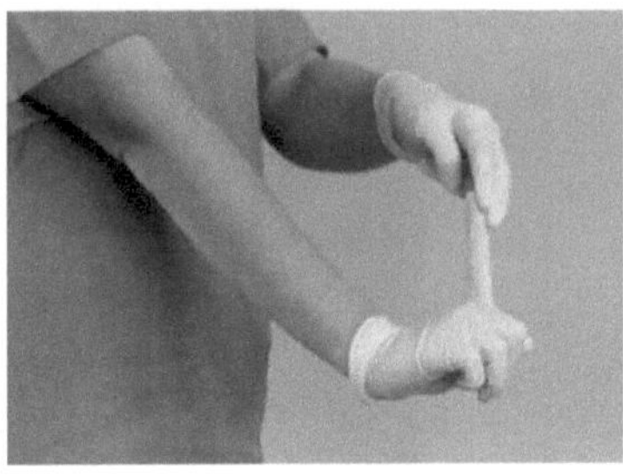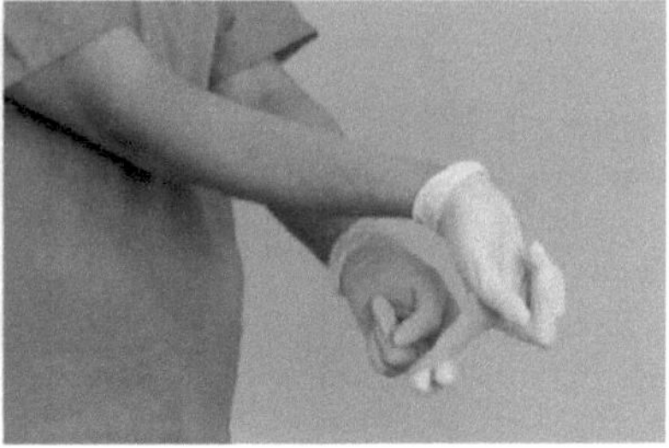

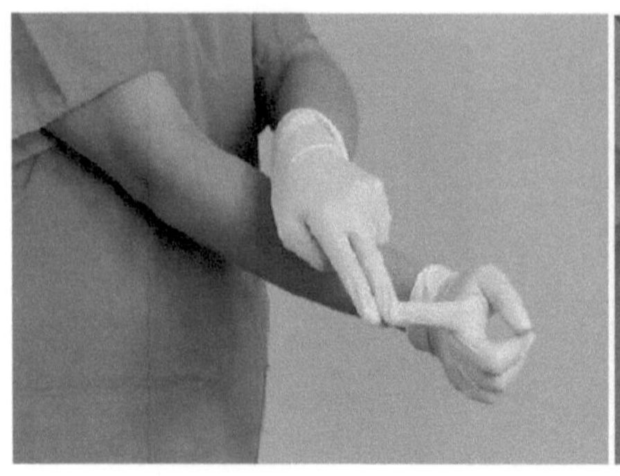 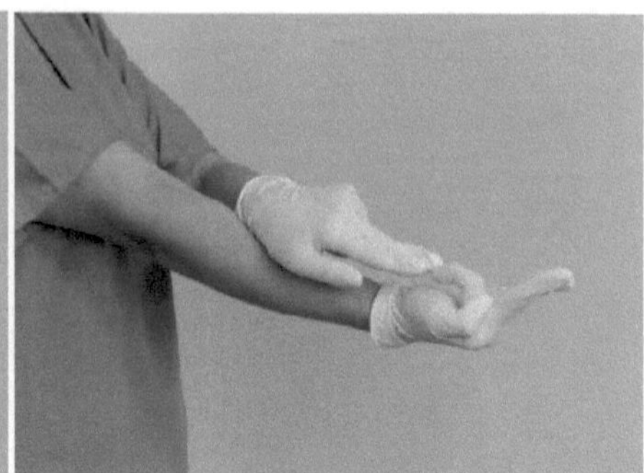

Abrir e fechar

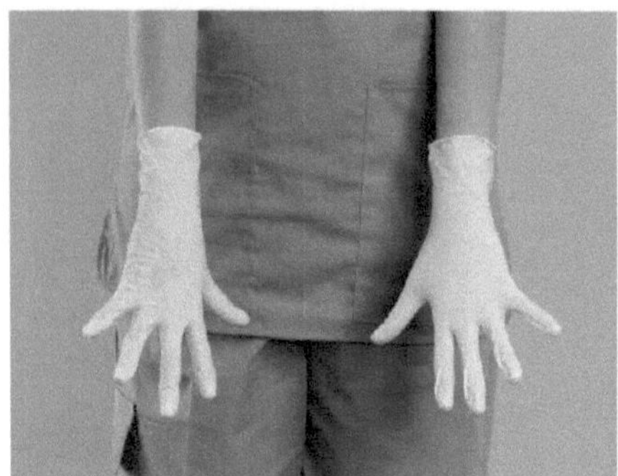 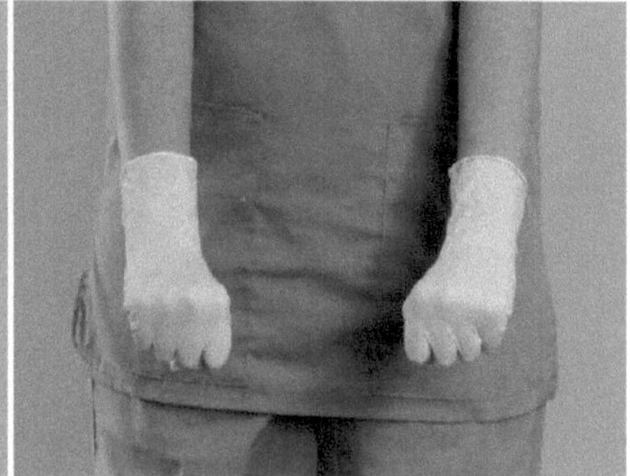

Da orelha ao ombro

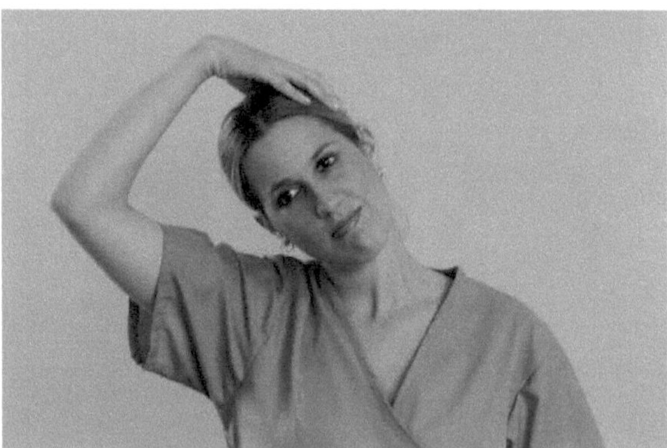

Da orelha à axila e do queixo ao peito

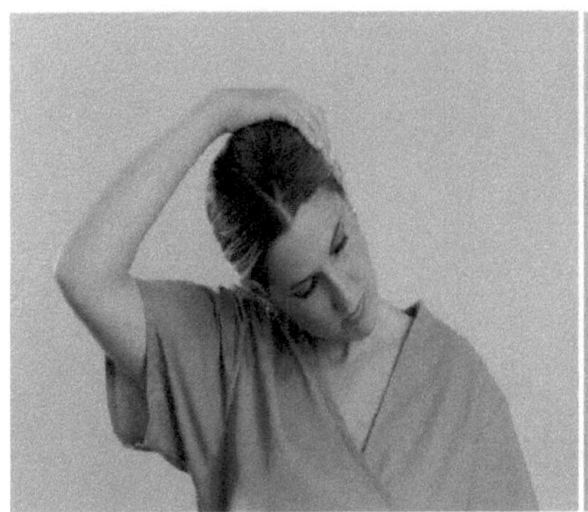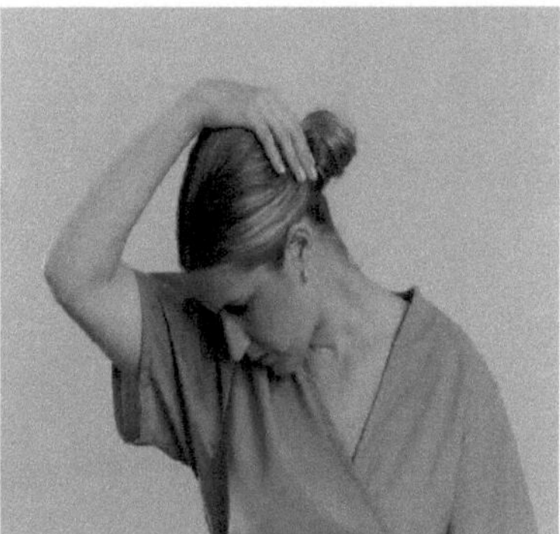

Rolos de ombros

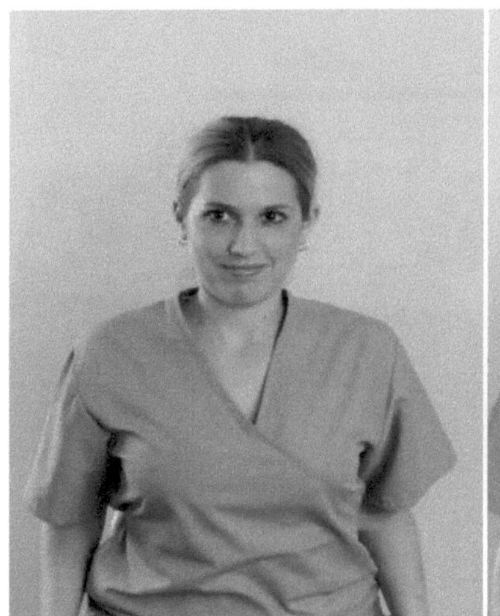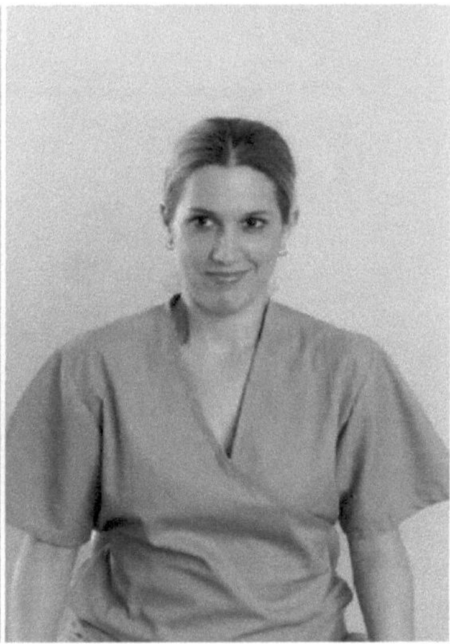

Configuração do computador

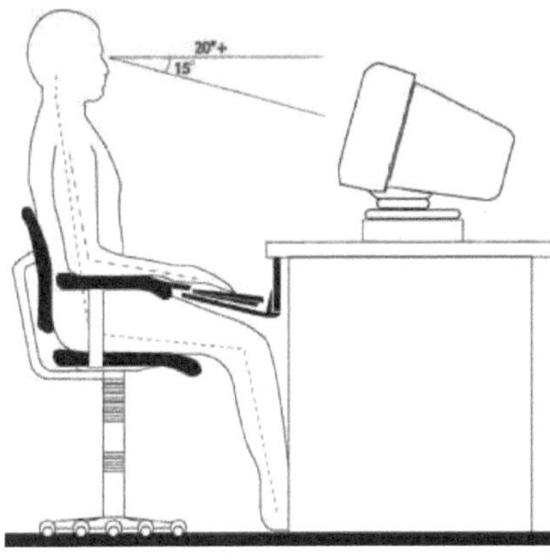

Manter o pulso neutro

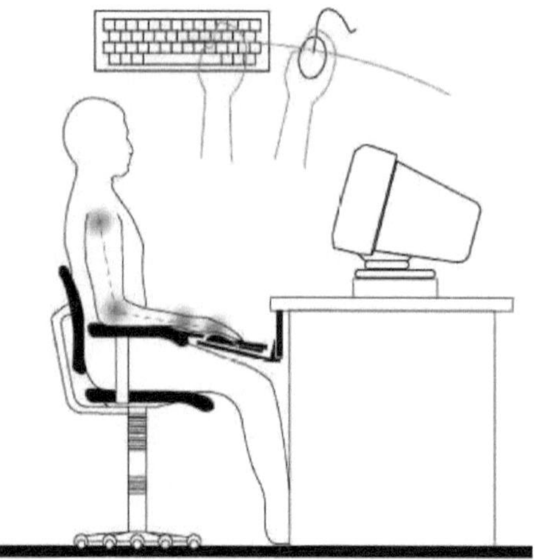

O futuro

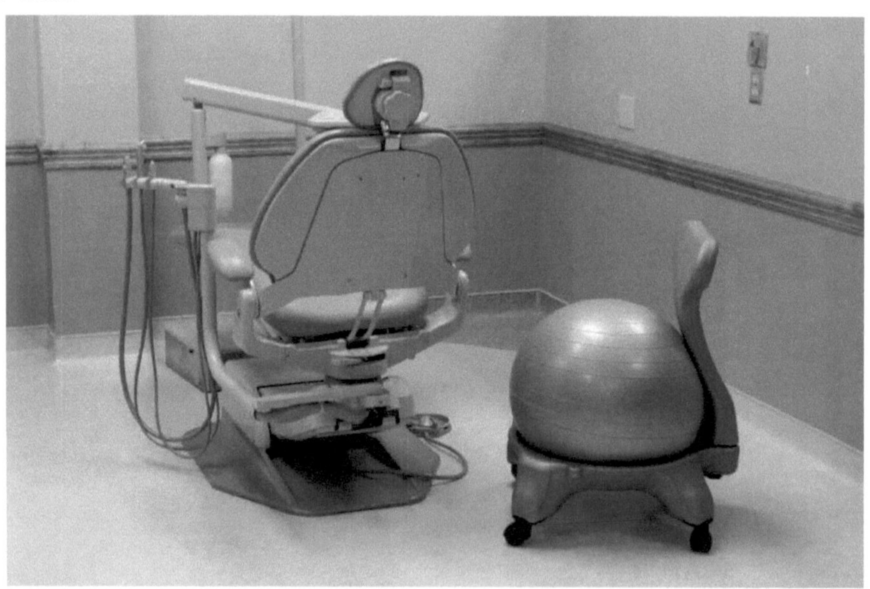

Referências

Livros

1- Torres e Ehrlich Modern Dental Assisting por Doni L. Bird e Debbie S. Robinson

2- Comportamento na Saúde: Teoria, Investigação e Prática por Wiley Johns

Web

1- https://www.ncbi.nlm.nih.gov/pmc/articles/ A postura operacional do dentista - aspectos ergonómicos

2- http://www.dentistrytoday.com/ergonomics/1113

3 -http: //optimumdentalposture.com/ergonomics

4-http://www.oralhealthgroup.com/features/neck-pain-a-scientific-look-at-the-dentists-neck/

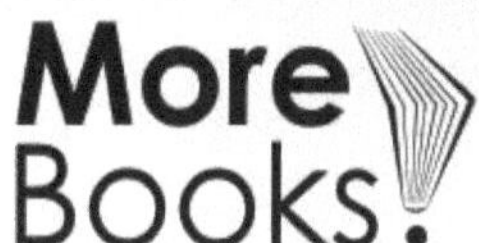

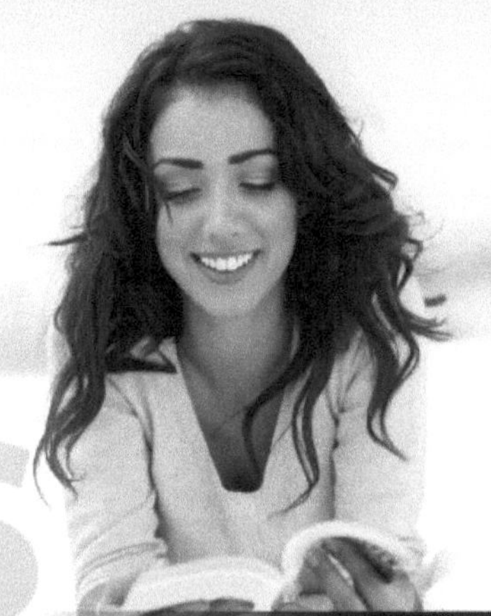

I want morebooks!

Buy your books fast and straightforward online - at one of world's fastest growing online book stores! Environmentally sound due to Print-on-Demand technologies.

Buy your books online at
www.morebooks.shop

Compre os seus livros mais rápido e diretamente na internet, em uma das livrarias on-line com o maior crescimento no mundo! Produção que protege o meio ambiente através das tecnologias de impressão sob demanda.

Compre os seus livros on-line em
www.morebooks.shop

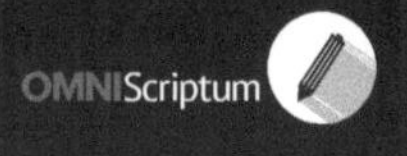

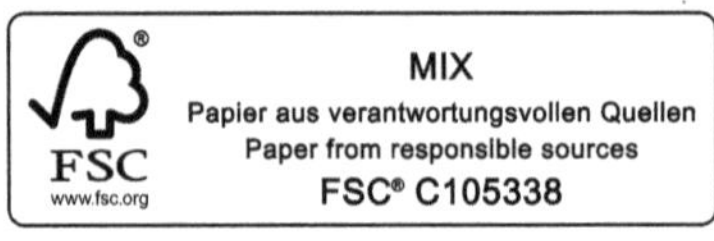

Printed by Books on Demand GmbH, Norderstedt / Germany